Anwendungshinweis:
Arbeitsmaterial für Gruppen- oder Einzelbetreuung

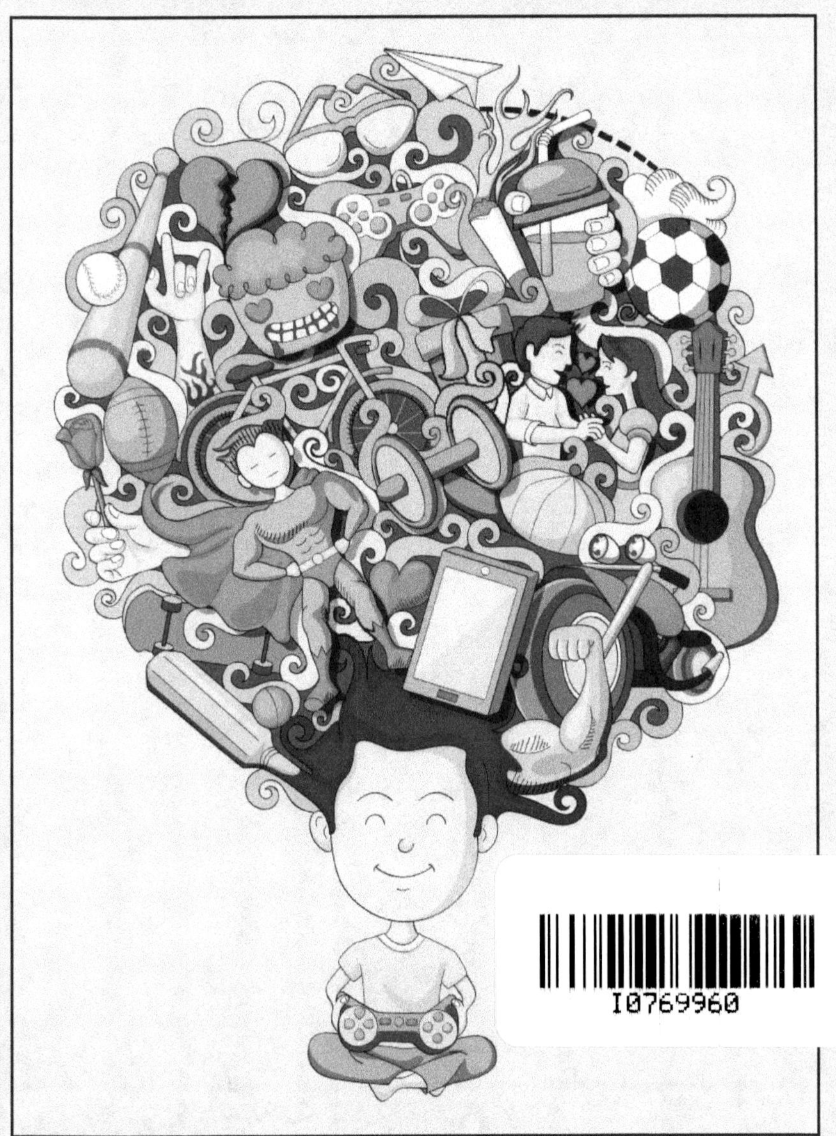

Empfohlen für die neuen Pflegegrade 1, 2 und 3 (ab 2017)

Seniorenbeschäftigung

powered by Denis Geier

Denis Geier präsentiert:

Umschreibung

Band 5: Früher spielten wir noch mit Murmeln

1.Auflage
Vollständige Taschenbuchausgabe
Deutsche Erstveröffentlichung

Copyright © 2017 by Denis Geier
Quellenangabe siehe Seite 71
Herstellung und Verlag: CreateSpace, USA, Charleston,SC
ISBN-13: 978-1979364119
ISBN-10: 1979364117

Sie finden uns im Internet unter:
www.Aktivierungscoach.de

Das Werk, ist urheberrechtlich geschützt. Jede Verwendung ist
ohne Zustimmung unzulassig. Zuwiderhandlungen
werden strafrechtlich verfolgt

Früher spielten wir noch mit Murmeln

… und nicht nur das! Früher spielten wir, im Gegensatz zu heute, auch viel mehr draußen. „Ach, was war das doch für eine schöne Zeit." „Wir spielten Fangen, Räuber und Gendarm oder sprangen lustig durch die Pfützen. Ach, war das damals schön!"

Mit diesem Rateheft können Sie diese Zeiten, beziehungsweise die Erinnerungen daran, gemeinsam mit Ihren Bewohnern wiedererwecken und mit diesem „Blick in die Vergangenheit" vielleicht auch den ein oder anderen Bewohner zum Erzählen animieren. Erfahren Sie, was es für schöne Spiele früher gab und wie man sich in der Freizeit damals ohne Laptop, Computer oder Handy beschäftigt hat. Kombinieren Sie geschickt die Fragen dieses Buches mit einer kleinen Erzählrunde, in der es in erster Linie um den Spaß und um die vielleicht schon fast vergessene Erinnerung aus einer längst vergangenen Zeit geht.

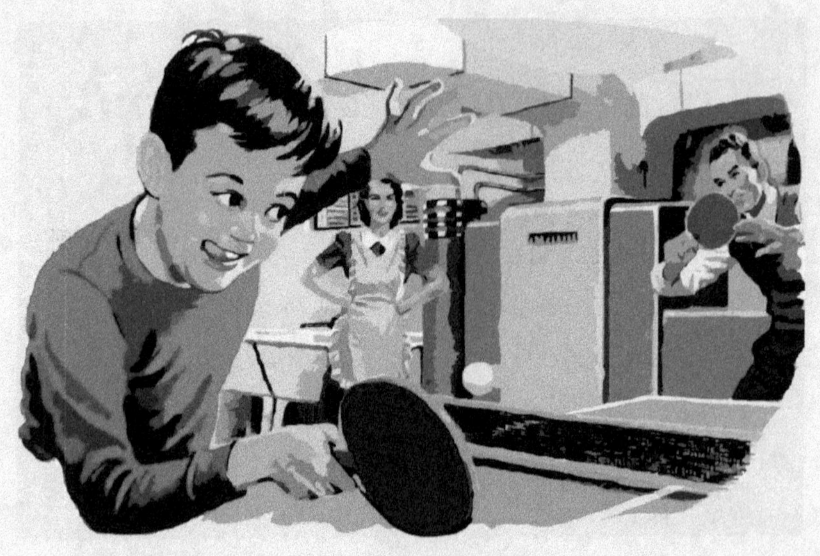

In dieser Ausgabe der beliebten
Rateheft-Reihe „Umschreibung" finden Sie
leichtverständliche Umschreibungssätze
rund um das Thema „Freizeitaktivitäten".
Alle Fragen in diesem Heft sind diesmal
besonders einfach formuliert, sodass nicht
nur die geistig fitten Senioren, sondern auch
die Bewohner im Frühstadium einer Demenz
die eine oder andere Frage durchaus
beantworten können.

Wir wünschen Ihnen nun viel Vergnügen
mit diesem seniorengerechten Rateheft.

Arbeitshinweis: *Einige Fragen sind bewusst etwas schwerer, um auch geistig fitte Personen anzusprechen oder die Rateteilnehmer in eine falsche Richtung zu lotsen. Das Ziel dieser Fragen ist nicht, dass die Bewohner alle Lösungen sofort wissen oder sich überfordert fühlen, sondern dass der gesuchte Begriff, durch „mehrere" Fragen erkannt wird. Es ist also völlig egal, ob man auf einzelne Fragen immer eine Antwort parat hat. Es kommt auf die Kombinationsfähigkeit der Teilnehmer an. Als verantwortungsvolle Betreuungskraft sollten Sie daher vor der Nutzung dieses Heftes überlegen, ob Ihre Teilnehmer noch die notwendigen geistigen kognitiven Fähigkeiten besitzen, um die gesuchte Hauptlösung überhaupt zu finden. Nehmen Sie sich bitte unbedingt die Zeit, und überlegen Sie genau, ob dieses Angebot zu Ihren Bewohnern passt. Es ist völliger Blödsinn, wenn Sie diese Fragen an demenziell veränderte Menschen richten, die der Fragestellung überhaupt nicht mehr* folgen können und schon mit alltäglichen Aufgaben überfordert sind. Auch für Personen, die zum Beispiel in einer geschlossenen Demenz-Abteilung eines Heimes leben, sind diese Fragen viel zu schwer und erzeugen mehr Frust als Freude. Sollten Sie also auf einer solchen Abteilung arbeiten, nutzen Sie das Angebot bitte nicht. Natürlich ist uns klar, dass dies den meisten Anwendern bewusst ist, leider haben wir jedoch in der Testphase zu diesem Buch feststellen müssen, dass es auch in der Betreuung „Spezialisten" gibt, denen das völlig egal ist. Also noch einmal ausdrücklich: Dieses Heft ist für Bewohner geeignet mit Pflegegrad 1 bis 3, aber nicht für jeden Bewohner mit Pflegegrad 1 bis 3, denn es gibt immer wieder Ausnahmen. Achten Sie daher unbedingt auf die individuell vorhandenen Fähigkeiten und nutzen Sie das Arbeitsmaterial nicht unüberlegt.

Danke schön.

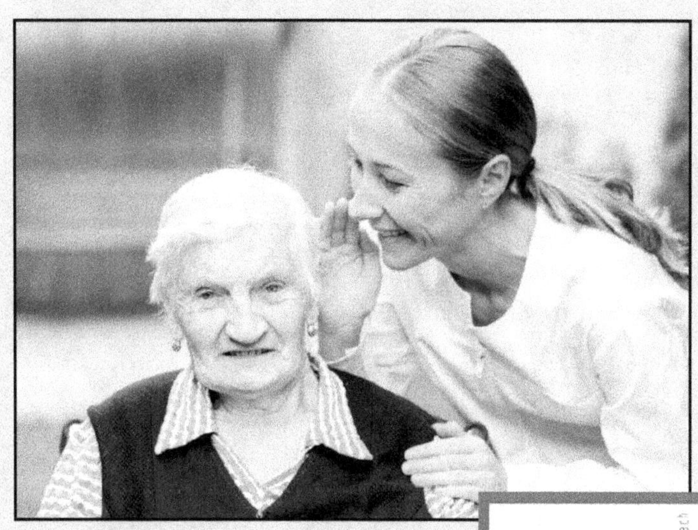

So funktioniert das Beschäftigungsangebot:

Erläutern Sie Ihren Teilnehmern kurz, was Sie jetzt tun. Erklären Sie ihnen, dass Sie nun einige Beschreibungs- bzw. Umschreibungssätze vorlesen werden und das Ziel darin besteht, anhand dieser Sätze zu erraten, was für ein Begriff gesucht wird. Bei diesem Begriff kann es sich um alles Mögliche zum Thema „Freizeitaktivitäten" handeln.

<u>Beispiel aus Umschreibungsheft Nr.1:</u>
Gesucht wird der Begriff „Mond". Lesen Sie jetzt den ersten Umschreibungssatz laut und

deutlich vor. Dann sehen Sie in die Runde, ob irgendjemand eine Idee hat, um welchen Begriff es sich handeln könnte. Sie lassen also die Bewohner zunächst raten. Fällt niemandem etwas ein, wiederholen Sie den ersten Satz noch einmal und lesen zusätzlich den Satz Nummer zwei vor. Sehen Sie anschließend wieder in die Runde warten Sie auf Vorschläge. Ist die richtige Lösung noch nicht gefunden worden, beginnen Sie bitte abermals mit dem Vorlesen von Satz eins, anschließend Satz zwei und zusätzlich auch noch Satz drei. Danach legen Sie wieder eine Pause ein und warten auf Vorschläge. Dies wiederholen Sie bitte so lange, bis die richtige Lösung gefunden ist oder keine Umschreibungssätze mehr vorhanden sind. Am Ende geben Sie dann die Auflösung: Der gesuchte Begriff lautet „Mond". Nun können Sie mit dem nächsten Suchbegriff fortfahren.

Viel Vergnügen!

Der von uns heute gesuchte Begriff ist der Name eines beliebten Glücksspiels.

Üblicherweise wird die klassische Version des gesuchten Spiels mit einer Lostrommel und einem Moderator gespielt.

Alle Mitspieler haben dabei mindestens eine Mitspielkarte, die mit einer Anzahl von verschiedenen Zahlen bedruckt ist.

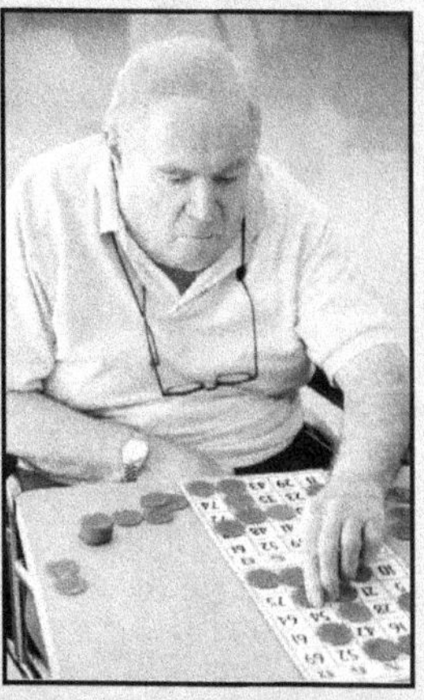

Ein Moderator verkündet während des Spiels die gezogenen Gewinnzahlen.

Die Mitspieler sitzen während des Spieles an einem Tisch.

Gewonnen hat der Mitspieler, der als Erstes auf seinem Spielschein 5 Zahlen einer waagerechten, senkrechten oder diagonalen Reihe markiert hat. Dieser Mitspieler ruft dann laut den gesuchten Begriff.

Der gesuchte Begriff lautet:

„Bingo"

Der nun gesuchte Begriff ist eine beliebte Freizeitaktivität.

Diese Freizeitaktivität kann nur im Freien umgesetzt werden.

Überwiegend wird die gesuchte Aktivität im Herbst auf einem abgeernteten Stoppelfeld realisiert.

Für diesen Freizeitspaß benötigt man ein Spielgerät, das mit Wind betrieben wird.

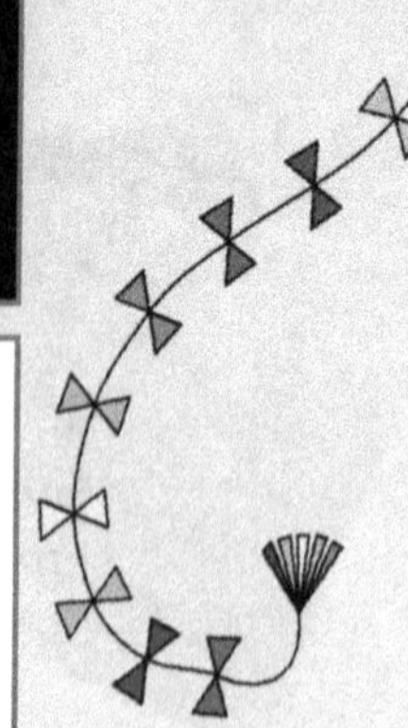

Einige Menschen basteln sich das Spielgerät, was sie für die gesuchte Freizeitaktivität brauchen, auch gerne selbst.

Dieses Spielgerät ist ein Drache, der an einer Leine geführt wird. Wie nennt man diesen Freizeitspaß?

Der gesuchte Begriff lautet:

„Drachensteigen"

Auch die jetzt gesuchte Freizeitbeschäftigung wird überwiegend im Herbst ausgeführt.

Für diesen Freizeitspaß muss man sich in die Natur begeben. Genauer gesagt in einen Wald.

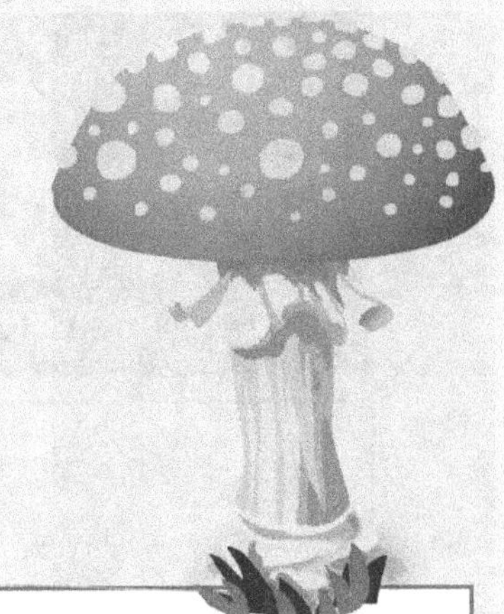

Bei diesem Freizeitspaß handelt es sich um eine Art Such- und Sammelspiel.

Nach Beendigung der gesuchten Freizeitbeschäftigung werden die gesammelten Objekte meistens verspeist.

Viele Menschen tragen während dieser Freizeitbeschäftigung einen Weidenkorb bei sich.

Während dieses Suchspiels freuen sich die Teilnehmer immer wieder, wenn sie einen Maronenröhrling oder einen Pfifferling finden.

Der gesuchte Begriff lautet:

„Pilze sammeln"

Wir bleiben in der wunderschönen Herbstzeit.

Um den gesuchten Begriff herzustellen, benötigt man künstlerische Fähigkeiten.

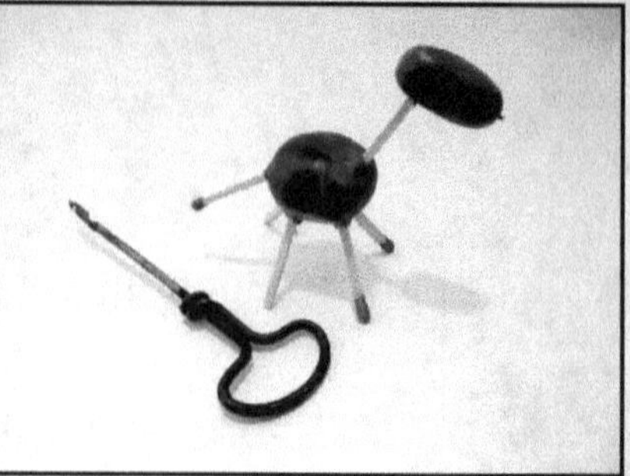

Trotz aller Sorgfalt handelt es sich bei diesen Kunstwerken meistens um sehr kleine und wackelige Objekte.

Der nun gesuchte Begriff wird meistens von Kinderhänden erschaffen, aber auch Erwachsene haben daran noch ihre Freude.

Außerdem benötigt man unbedingt einige Zahnstocher.

Auch Kastanien sind für den von uns gesuchten Begriff unentbehrlich.

Der gesuchte Begriff lautet:

„Kastanientiere"

Der von uns jetzt gesuchte Begriff ist der Name eines beliebten Mitmachspiels aus Ihrer Kindheit.

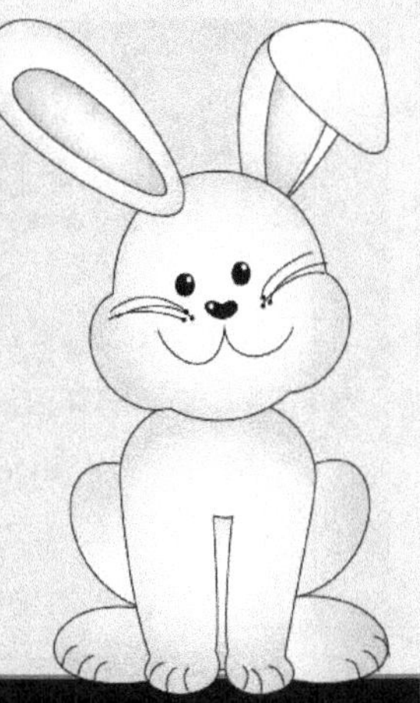

Das Spiel wird in einer Gruppe gespielt.

Nun beginnt das Spiel, und die Kinder im Kreis singen ein Lied.

Für dieses Spiel hockt sich ein Kind auf den Boden und schließt seine Augen, so als würde es schlafen.

Die anderen Kinder bilden währenddessen einen Kreis um das „schlafende" Kind.

Wenn das „schlafende" Kind das Ende des Liedtextes hört, „Häschen hüpf, Häschen hüpf", erwacht es und wählt ein anderes Kind, was nun seine Rolle übernehmen muss.

Der gesuchte Begriff lautet:

„Häschen in der Grube"

Auch bei dem folgenden Suchbegriff handelt es sich um den Namen eines beliebten Kinderspiels.

Das gesuchte Spiel wird sehr gerne auf Geburtstagen oder auch in Kindergärten gespielt.

Einem Mitspieler werden vor Beginn des Spieles, mit einem Schal oder Tuch, die Augen verbunden.

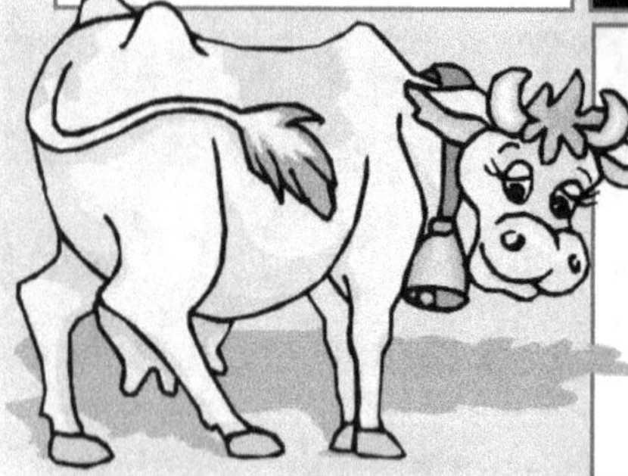

Zum Spielstart wird der Mitspieler mit den verbundenen Augen von den anderen Spielern ein paarmal im Kreis gedreht.

Die Aufgabe des nun blinden Mitspielers besteht darin, die anderen Spieler zu fangen.

Sobald der blinde Mitspieler einen anderen Spieler gefangen hat, tauschen die zwei ihre Rollen. Wie ist der Name dieses Kinderspieles?

Der gesuchte Begriff lautet:

„Blindekuh"

Der gesuchte Begriff ist der Name eines beliebten Schulhofspieles.

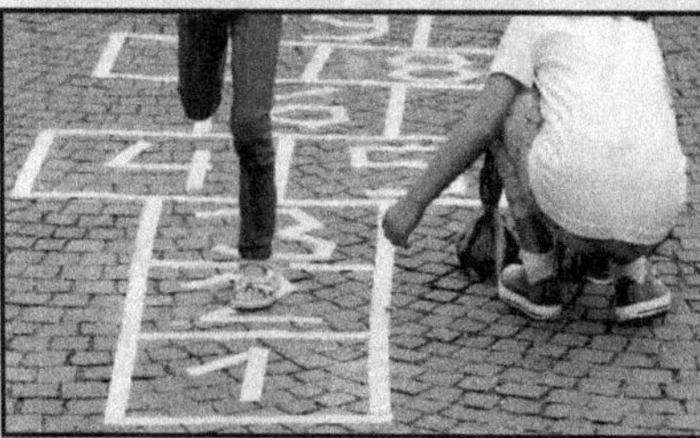

Wer dieses Spiel spielen möchte, benötigt zur Vorbereitung ein Stück Kreide und einen Stein.

Mit diesem Stück Kreide erschafft man das notwendige Spielfeld.

Mit der Kreide malt man ein Spielfeld aus Quadraten und mit fortlaufenden Zahlen auf den Schulhof, die Straße oder einen Bürgersteig.

Um mit dem Spiel nun zu beginnen, wird der Stein auf das Quadrat Nummer 1 geworfen. Der Mitspieler, der dies als Erster schafft, darf beginnen.

Auf nur einem Bein hüpft dieser Spieler jetzt von Kästchen zu Kästchen. Das Quadrat, in dem der Stein liegt, muss dabei aber immer übersprungen werden. Hat der Spieler diese Aufgabe erledigt, ist der nächste dran. Doch wie heißt das gesuchte Schulhofspiel jetzt eigentlich?

Der gesuchte Begriff lautet:

„Hüpfkästchen"

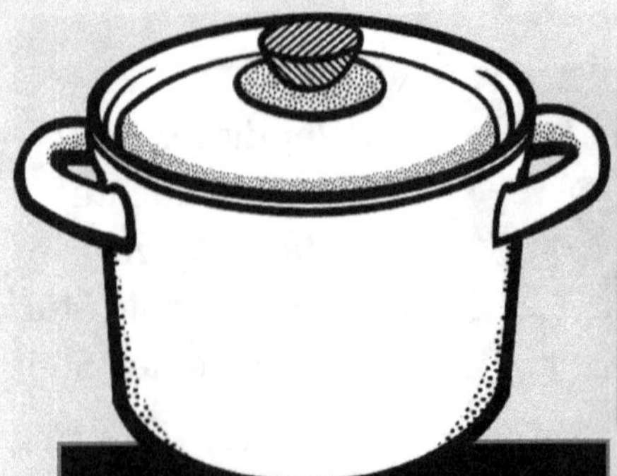

Bei dem jetzt folgenden Suchbegriff handelt es sich um ein Geburtstagsspiel.

Bevor mit dem Spiel begonnen werden kann, werden einem Mitspieler die Augen mit einem Tuch verbunden.

Das Ziel des Spieles ist es, dass der Mitspieler mit den verbundenen Augen eine versteckte Süßigkeit findet.

Die anwesenden anderen Kinder unterstützen den nun blinden Spieler bei dieser Suche mit lautem Zurufen wie „Heiß!" oder „Kalt!".

Zum Spielen dieses gesuchten Spieles benötigt man einen Löffel, ein Tuch und einen Kochtopf.

Die versteckte Süßigkeit liegt bei diesem Geburtstagsspiel unter einem umgedrehten Kochtopf. Wie nennt man dieses Spiel?

Der gesuchte Begriff lautet:

„Topfschlagen"

Dieses Hüpfspiel ist vor allem bei Mädchen sehr beliebt.

Zum Spielen benötigt man ein gut vier bis fünf Meter langes, an den Enden zusammenge-knüpftes Gummiband.

Dieses Gummiband spannt man zwischen zwei Mitspieler oder, falls nicht verfügbar, alternativ zwischen zwei Stühle.

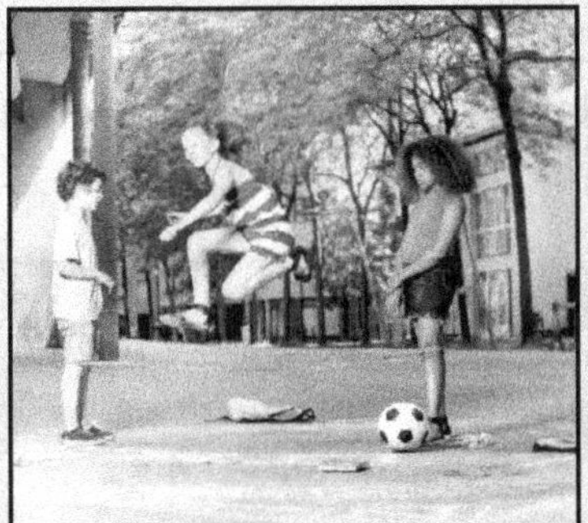

Nun beginnen die Spieler, nach vorher festgelegten Regeln, zwischen dem gespannten Gummiband zu hüpfen.

Jeder Mitspieler darf nur solange hüpfen, bis er durch einen Fehler eine der festgelegten Regeln bricht. Dann kommt der nächste Spieler an die Reihe und darf hüpfen.

Der gesuchte Begriff lautet:

„Gummi-Twist"

Der von uns gesuchte Begriff ist diesmal der Name eines weltweit sehr beliebten Kartenspiels.

Zwei bis sechs Spieler bekommen jeweils gleich viele Karten und versuchen nun, diese so schnell wie möglich wieder abzulegen.

Wer als Erstes keine Karte mehr hat, ist der Sieger.

Im Uhrzeigersinn beginnt das Spiel. Jeder Spieler muss jetzt die umgedrehte Karte, in der Mitte des Tisches, bedienen. Die Spieler dürfen dabei jedoch immer nur eine Karte ablegen, die den gleichen Wert oder die gleiche Farbe wie die umgedrehte Karte hat.

Hat ein Spieler keine passende Karte, muss dieser eine zusätzliche Karte vom Stapel ziehen.

Bedient ein Spieler die aufgelegte Karte mit einer Karte, auf der eine Sieben steht, muss der nächste Spieler zwei Karten ziehen oder selbst eine Sieben legen. So kann er verdoppeln, und der nächste Spieler muss jetzt sogar vier Karten ziehen.

Der gesuchte Begriff lautet:

„Mau-Mau"

Das Kartenspiel Mau-Mau ist ein weltweit sehr beliebtes Spiel

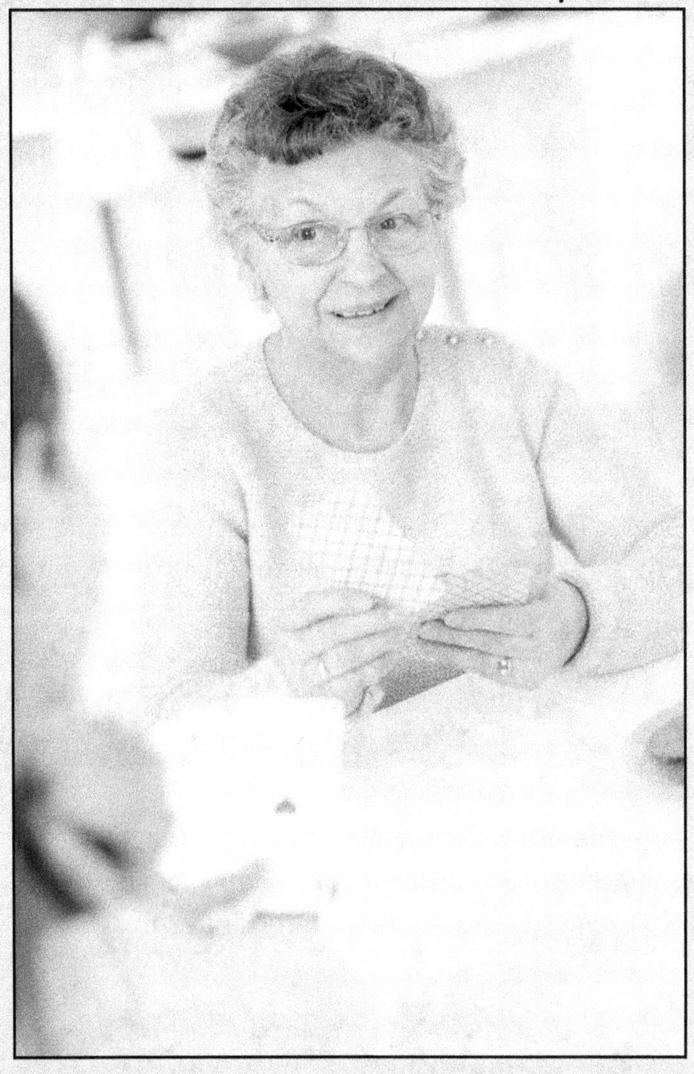

Der gesuchte Begriff ist der Name eines beliebten Mannschaftsspiels.

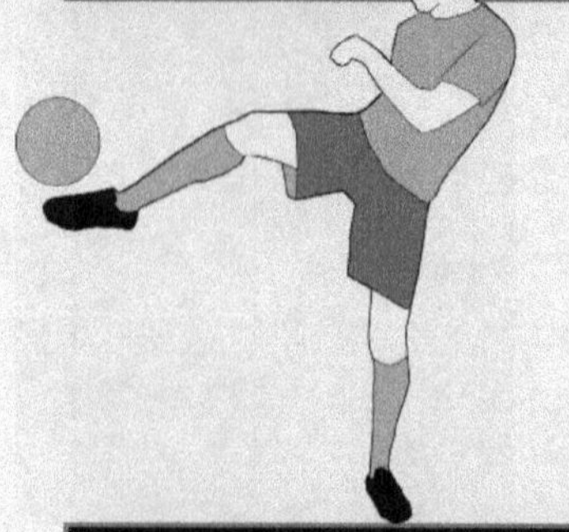

Das gesuchte Mannschaftsspiel entstand in der zweiten Hälfte des 19. Jahrhunderts in Großbritannien.

Bei dem gesuchten Spiel handelt es sich um eine Ballsportart.

Das gesuchte Spiel wird mit zwei unterschiedlichen Mannschaften, die gegeneinander antreten, gespielt.

Jede Mannschaft besteht in der Regel aus elf Spielern, von denen einer der Torwart ist.

Die normale Spielzeit beträgt üblicherweise zweimal 45 Minuten, zuzüglich Nachspielzeit und gegebenenfalls Verlängerung.

Der gesuchte Begriff lautet:

„Fußball"

Der nun gesuchte Begriff ist eine regelmäßige Freizeitbeschäftigung für einige Menschen.

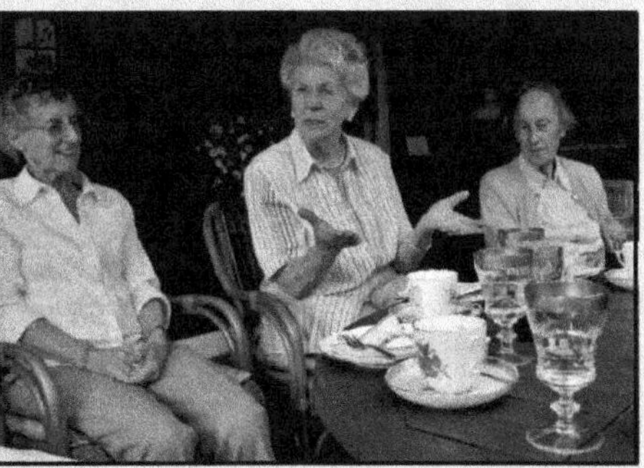

Es handelt sich dabei um ein gemütliches Zusammentreffen einer Gruppe.

Diese Treffen finden in regelmäßigen Abständen statt.

Bei diesem Treffen unterhalten sich die Anwesenden etwas miteinander.

Das Trinken von Kaffee und das Essen von Kuchen ist ein fester Bestandteil dieser Treffen.

Andere Bezeichnungen für den gesuchten Begriff, mit annähernd gleicher Bedeutung, sind zum Beispiel auch die Bezeichnungen Kaffeeklatsch oder Damenkränzchen.

Der gesuchte Begriff lautet:

„Kaffeekränzchen"

Bei dem von uns nun gesuchten Begriff handelt es sich um eine bestimmte Methode der Textilverarbeitung.

Im Unterschied zur glatten Stricknadel benötigt man bei dieser Art der Textilverarbeitung eine Nadel, die an ihrer Spitze einen Haken hat.

Bei dieser Technik erzeugt man mit einem Faden aus Wolle sowie einer Nadel Maschen, die miteinander verknüpft sind.

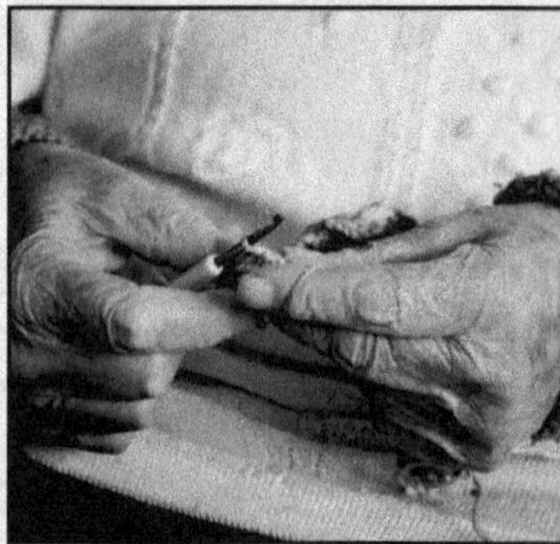

Die gesuchte Textilverarbeitungsart ist relativ leicht zu erlernen, dennoch benötigt man schon etwas Fingergeschicklichkeit für die erfolgreiche Umsetzung.

Die beliebtesten Gegenstände, die mit dieser beliebten Textilverarbeitungstechnik hergestellt werden, sind Topflappen aus fester Baumwolle sowie Mützen, Pullover oder Schals.

Der gesuchte Begriff lautet:

„Häkeln"

Der folgende gesuchte Begriff wurde zur Freizeitbeschäftigung bereits 1767 in England erfunden.

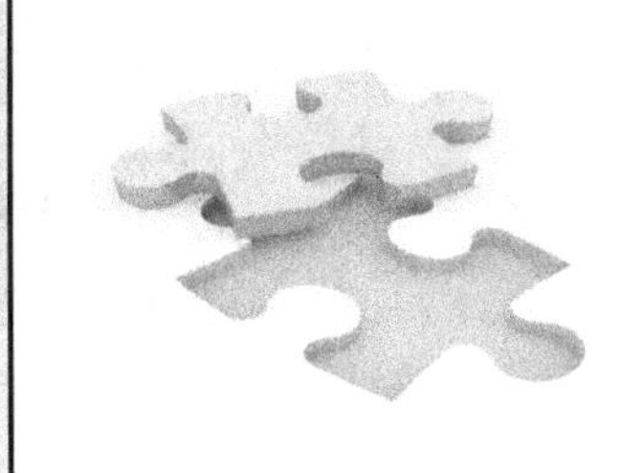

Der gesuchte Begriff bestand bis zum Anfang des 20. Jahrhunderts aus Holz und wird heute überwiegend aus Pappe hergestellt.
Auf einer Seite der Pappe ist ein Motiv gedruckt.

Dieses Gedulds- und Legespiel gibt es in unterschiedlichen Größen und Varianten.

Bei diesem gesuchten Begriff handelt es sich um ein mechanisches Gedulds- und Legespiel.

Der gesuchte Begriff besteht ebenfalls aus vielen Einzelteilen. So gibt es Spielvarianten mit fünf Teilen, aber auch andere mit bis zu über 10.000 Teilen.

Die Aufgabe des Spielers besteht darin, die einzelnen Teile des Gedulds- und Legespiels wieder richtig zusammenzuführen.

Der gesuchte Begriff lautet:

„Puzzle"

Um das gesuchte Erinnerungsspiel spielen zu können,
benötigt man einen Stift, viel Allgemeinwissen und
einen Vordruck mit den entsprechenden Spielvorlagen.

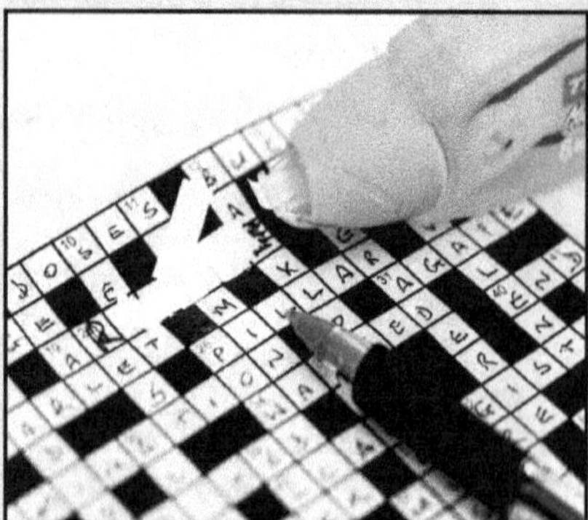

Während des Spieles
redet fast niemand.

Das gesuchte
Wissensspiel wird
heute in fast jeder
Zeitung abgedruckt.

Das Spielfeld des gesuchten Wissensspiels besteht aus
Spalten und Zeilen, die in Kästchen geteilt sind.

Die Aufgabe des Spielers besteht darin, ein
Lösungswort zu finden, was genau in die
vorgegebenen Kästchen passt.

Der gesuchte Begriff lautet:

„Kreuzworträtsel"

Der Eintritt zu dieser Veranstaltung ist kostenlos. Dennoch bittet der Veranstalter die Besucher meistens um eine kleine Spende. Diese Spendensammlung nennt man Kollekte.

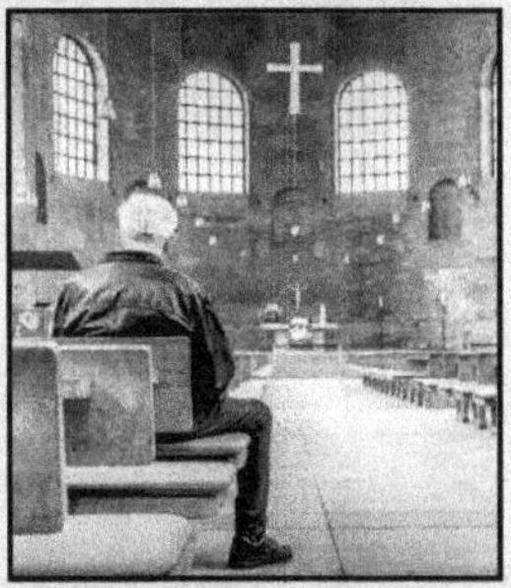

Vor allem zur Weihnachtszeit hat diese Veranstaltung besonders viel Zulauf.

Während dieser Veranstaltung ist man sehr andächtig. Es wird aber auch gesungen und gebetet.

Die gesuchte Veranstaltung findet immer an bestimmten Tagen statt – in den meisten Fällen sind diese Tage Sonntage. Aber auch an Feiertagen sind Veranstaltung möglich.

Ein Pfarrer, Pastor oder eine Pastorin leiten die gesuchte Veranstaltung.

Der gesuchte Begriff lautet:

„Gottesdienst"

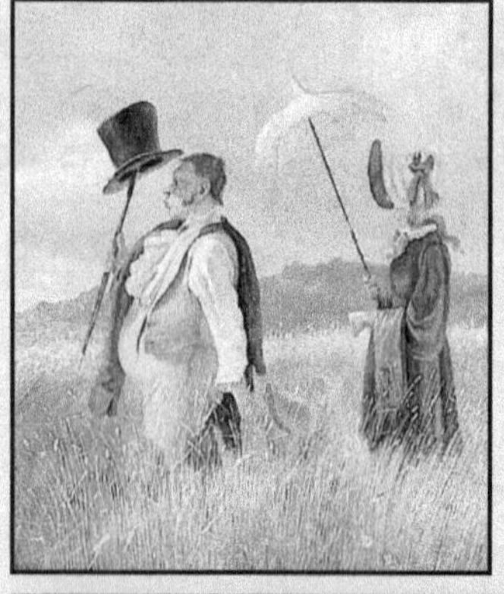

Gesucht wird eine Freizeitaktivität, die sehr gemütlich und stressfrei durchgeführt wird.

Idealerweise ist zum Zeitpunkt der Durchführung das Wetter sehr gut.

Diese Aktivität kann man eigentlich jeden Tag durchführen. Doch nur an einem Tag trägt diese Aktivität auch den von uns gesuchten Namen. An allen anderen Tagen nennt man diese anders.

Der deutsche Maler Franz Carl Spitzweg (1808–1885) hat 1841 ein Bild gemalt. Der Name dieses Bildes ist identisch mit dem von uns gesuchten Lösungswort.

Bei dem gesuchten Begriff handelt es sich um die umgangssprachliche Bezeichnung einer gemütlichen Fußreise.

Diese Fußreise wird im Allgemeinen nach dem Sonntagsbraten von der gesamten anwesenden Tischgesellschaft durchgeführt.

Der gesuchte Begriff lautet:

„Sonntagsspaziergang"

Die nun gesuchte Freizeitbeschäftigung wird überwiegend im Winter ausgeübt.

Bevor man jedoch diese Freizeitbeschäftigung selbst erleben darf, sollte man eine besondere Fahrausbildung machen. Dies gilt auch für die Personen, die einen Autoführerschein besitzen.

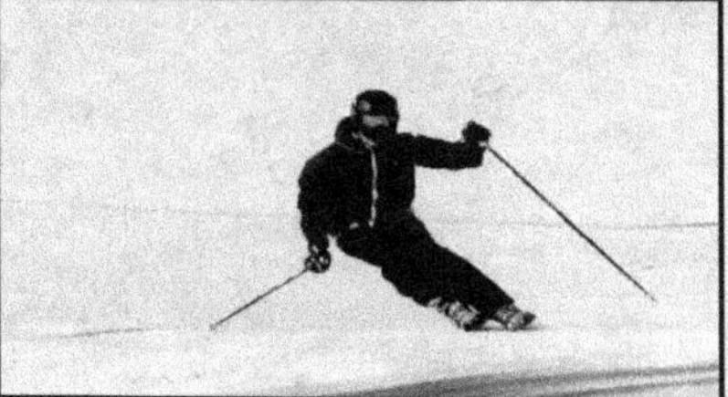

Diese gesuchte Freizeitbeschäftigung sollte nur auf dafür vorgesehenen Pisten durchgeführt werden.

Bei dem gesuchten Begriff handelt es sich um eine sportliche Fortbewegungsart im Schnee.

Zur Durchführung der gesuchten Freizeitbeschäftigung benötigt man zwei besondere Bretter, die an den Schuhen befestigt werden.

Mit diesen Brettern gleitet man im freien Gelände über den Schnee. Doch wie nennt man dieses Schneegleiten?

Der gesuchte Begriff lautet:

„Skilaufen"

Der gesuchte Begriff ist eine besondere Freizeit-Attraktion.

Jeder kennt diese Freizeit-Attraktion, doch nicht alle Menschen haben sie schon besucht.

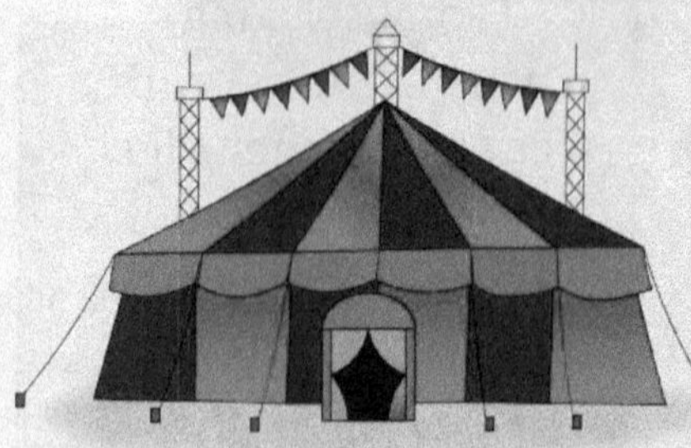

Der Besuch dieser Freizeit-Attraktion ist besonders für Kinder ein unvergessliches Erlebnis, an das sie sich noch lange und gerne zurückerinnern.

Die gesuchte Freizeit-Attraktion ist immer nur eine kurze Zeit in einer Stadt. Dann verschwindet diese Attraktion wieder komplett, wie von Geisterhand.

Im Mittelpunkt der gesuchten Freizeit-Attraktion steht ein großes, rundes Zelt. In diesem Zelt findet die Veranstaltung statt.

Wer an die gesuchte Freizeit-Attraktion denkt, denkt automatisch an Artisten, Tiere und natürlich an Clowns.

Der gesuchte Begriff lautet:

„Zirkus"

Die gesuchte Freizeitbeschäftigung ist nur für Erwachsene. Für Kinder ist diese Freizeitbeschäftigung verboten. Allerdings dürfen Kinder dabei sein.

Viele Menschen betreiben diese Freizeitaktivität auch als Hobby.

Voraussetzung für diese Freizeitbeschäftigung ist eine Führerscheinprüfung.

Außerdem sind ein Helm sowie Schutzbekleidung zwingend erforderlich.

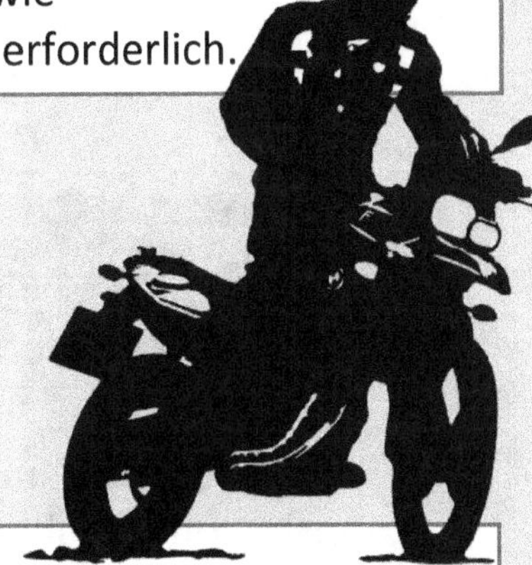

Für diese Freizeitbeschäftigung benötigt jeder generell ein motorisiertes Zweirad.

Biker werden die Fahrer oder Fahrerinnen der gesuchten Freizeitbeschäftigung umgangssprachlich genannt.

Der gesuchte Begriff lautet:

„Motorrad fahren"

Die gesuchte Freizeitbeschäftigung ist ein Ort, an dem es unterschiedliche Möglichkeiten gibt, sich zu amüsieren.

Dieser Freizeitort dient der Unterhaltung von Erwachsenen, Jugendlichen und Kindern.

An diesem Freizeitort findet man eine Vielzahl von Fahrgeschäften für Klein und Groß.

Karussells, Riesenräder, Luftschaukeln, Achterbahnen oder Autoscooter sind nur einige Beispiele, die an dem gesuchten Ort zu finden sind.

In der von uns gesuchten Freizeiteinrichtung kann man sich wunderbar vergnügen.

Andere Bezeichnungen für den gesuchte Ort sind auch: Kirmes, Jahrmarkt oder Volksfest. Es gibt aber auch Orte in Deutschland, an denen man dauerhaft solch eine Freizeiteinrichtung besuchen kann. Diese dauerhaften Orte nennt man Freizeitparks.

Der gesuchte Begriff lautet:

„Vergnügungspark"

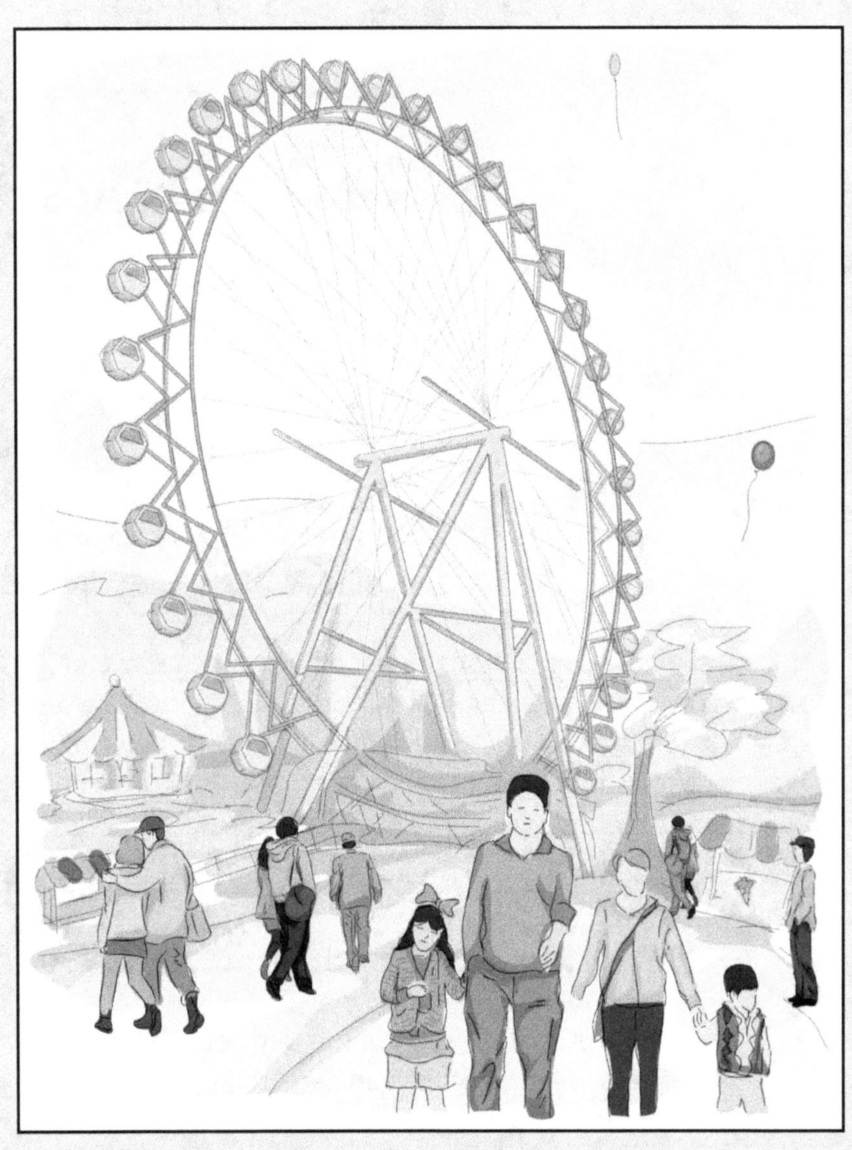

Vergnügungspark

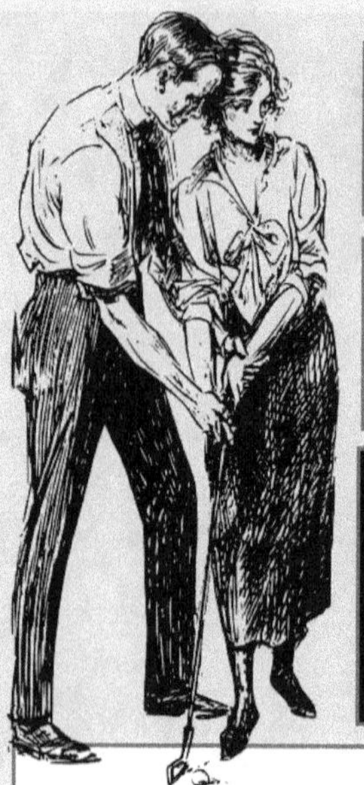

Der gesuchte Begriff ist der Name eines Geschicklichkeitsspiels.

Das gesuchte Freizeitspiel ist auch eine Ballsportart.

Diese Ballsportart kann man nur auf einem dafür vorgesehenen Gelände mit Hindernisaufbauten spielen.

Zum Spielen benötigt jeder Spieler einen Schläger sowie einen kleinen Ball mit einem Durchmesser von ca. 37 bis 43 mm. Außerdem erhält jeder Spieler zum Notieren der Punktzahlen noch eine Punktekarte.

Pro Bahn und Spielrunde darf jeder Mitspieler höchstens sechsmal den Ball schlagen.

Das Ziel des Spiels besteht darin, den Ball mit Hilfe des Schlägers, mit möglichst wenigen Schlägen, durch die Hindernisaufbauten in ein Loch zu bewegen.

Der gesuchte Begriff lautet:

„Minigolf"

Der gesuchte Begriff ist sowohl bei Kindern als auch bei Erwachsenen gleichermaßen sehr beliebt.

Der gesuchte Begriff ist die Bezeichnung einer arbeitsfreien begrenzten Zeit.

Wer diesen gesuchten Begriff selbst einmal erlebt hat, wird sich sehr wahrscheinlich gerne daran zurückerinnern.

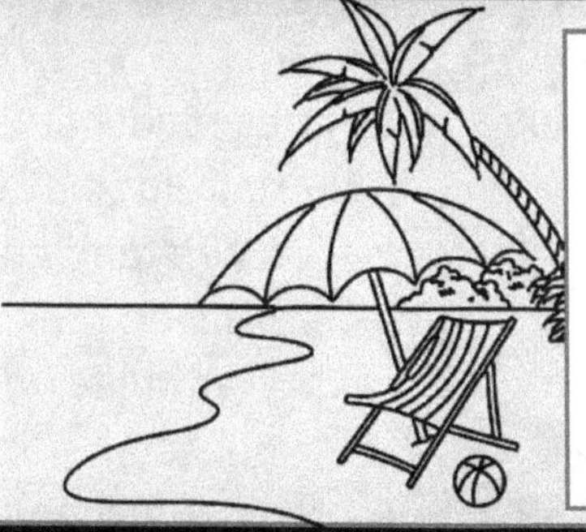

Viele Menschen verreisen in diesem arbeitsfreien Zeitraum auch gerne einmal und entdecken dabei vielleicht ferne Länder.

Andere Menschen verbringen diese arbeitsfreie Zeit auch gerne in ihren eigenen vier Wänden – oder auf Balkonien.

Andere Ausdrücke für das gesuchte Wort sind auch: Ferien, Erholungszeit oder Reisezeit.

Der gesuchte Begriff lautet:

„Urlaub"

Jeder der hier Anwesenden hat mit Sicherheit die gesuchte Beschäftigung auch schon einmal selbst ausprobiert.

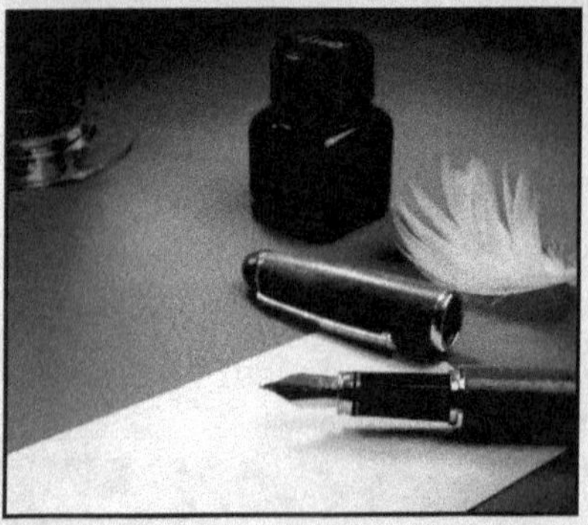

Der gesuchte Begriff beschreibt eine Art der Verständigung zwischen Menschen mithilfe von Buchstaben oder Zeichen.

Früher brauchte man für die gesuchte Beschäftigung einen Füller oder Kugelschreiber sowie ein Blatt Papier und einen Umschlag mit Postwertzeichen. Die heutige Generation schreibt stattdessen sogenannte E-Mails.

Der jetzt gesuchte Begriff ist ein „eiskalter" Ort, wo man gerne einkehrt und etwas Zeit von seiner Freizeit verbringt.

Besonders an heißen Tagen im Sommer ist dieser Ort immer einen Besuch wert.

An diesem Ort bekommt man wohlschmeckende kulinarische Köstlichkeiten.

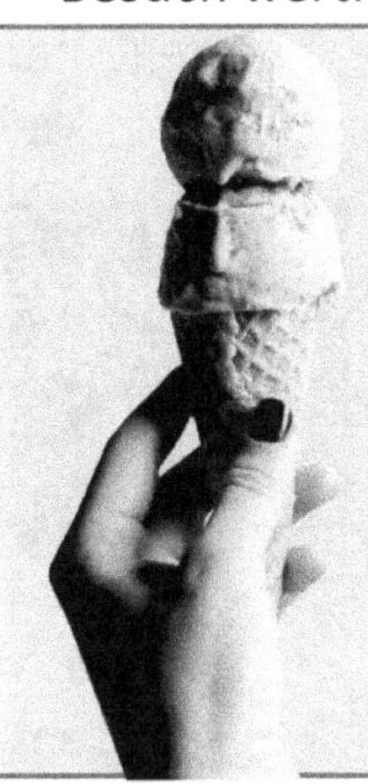

Diese Köstlichkeiten kann man an dem gesuchten Ort verzehren oder auch mitnehmen.

Wie nennt man den gesuchten Ort, an dem man die meist kugelrunden und sehr kalten Köstlichkeiten bekommt?

Serviert werden diese Köstlichkeiten in einem Becher oder auch in handlichen Waffeltüten. Doch wo bekommt man diese Leckereien nun?

Der gesuchte Begriff lautet:

„Eisdiele"

Der nun gesuchte Begriff ist wieder eine beliebte Freizeitaktivität.

Bei dieser Freizeitaktivität bewegt man sich sehr viel.

Rhythmusgefühl ist bei dieser Freizeitbeschäftigung von Vorteil.

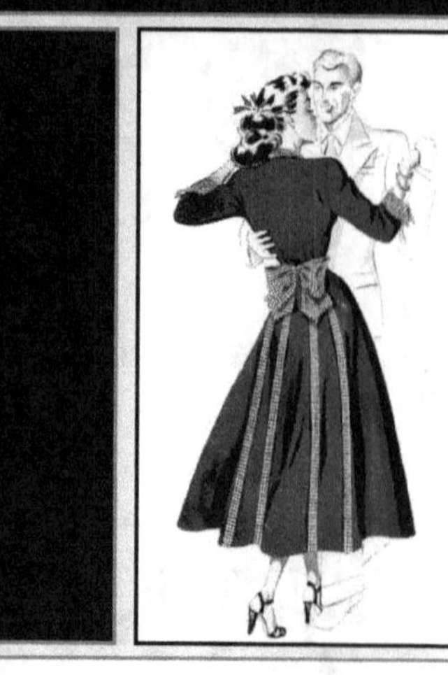

Auch Musik ist ein wesentlicher Bestandteil der gesuchten Freizeitbeschäftigung.

Die gesuchte Freizeitaktivität kann man allein, zu zweit und sogar in einer Gruppe genießen.

Es gibt eine Vielzahl von unterschiedlichen Varianten des gesuchten Begriffes. Einige Beispiele dafür sind die Varianten Cha-Cha-Cha, Rumba, Rock 'n' Roll, Tango oder auch der Wiener Walzer.

Der gesuchte Begriff lautet:

„Tanzen"

Der gesuchte Begriff ist die Bezeichnung einer beliebten kulinarischen Freizeitbeschäftigung.

Diese gesuchte Beschäftigung kann man das ganze Jahr über machen.

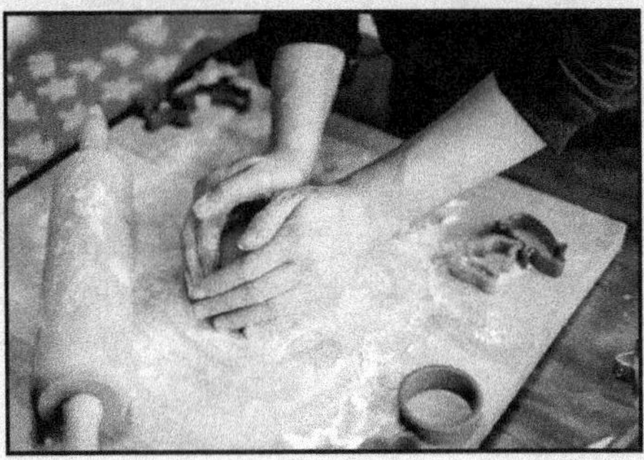

Am beliebtesten ist diese Beschäftigung jedoch in der Vorweihnachtszeit.

Während dieser Beschäftigung riecht die Umgebung wunderbar.

Mehl, Zucker und Salz gehören immer zu dieser Beschäftigung dazu.

Das Endergebnis der gesuchten Freizeitbeschäftigung sind zum Beispiel Kekse, Waffeln oder Kuchen. Wissen Sie, was gemeint ist?

Der gesuchte Begriff lautet:

„Backen"

Der gesuchte Begriff ist etwas neuerer Natur.
Trotzdem sollte es Ihnen nicht schwerfallen,
die richtige Lösung zu finden.

Der gesuchte Begriff ist der Name eines Ortes, an den
man seine Freizeit verbringen kann.

Man besucht diesen Ort im Allgemeinen nicht zur
Entspannung, sondern verfolgt in der Regel mit dem
Besuch einen bestimmten Zweck.

Ein Trainer oder eine Trainerin unterstützt an diesem
Ort alle Teilnehmer mit Rat und Tat, sodass jeder sein
gestecktes Ziel erreichen kann.

Der gesuchte Begriff ist eine Einrichtung, wo man
seine körperliche Leistungsfähigkeit
verbessern kann.

Um die körperliche Leistungsfähigkeit verbessern
zu können, stehen an dem gesuchten Ort
verschiedene Geräte – Rudergeräte, Laufbänder,
Crosstrainer etc. – zur Verfügung.

Der gesuchte Begriff lautet:

„Fitnesscenter"

Der jetzt gesuchte Begriff ist die wahrscheinlich beliebteste Art, seine Freizeit zu gestalten.

Die gesuchte Freizeitbeschäftigung wurde aber bereits 1886 von Paul Nipkow erfunden.

Bis zu Beginn der 1930er Jahre kannte die breite Mehrheit diese Art von Freizeitbeschäftigung aber noch nicht.

Um diese Freizeitaktivität genießen zu können, benötigt man noch zusätzlich ein bestimmtes Elektrogerät.

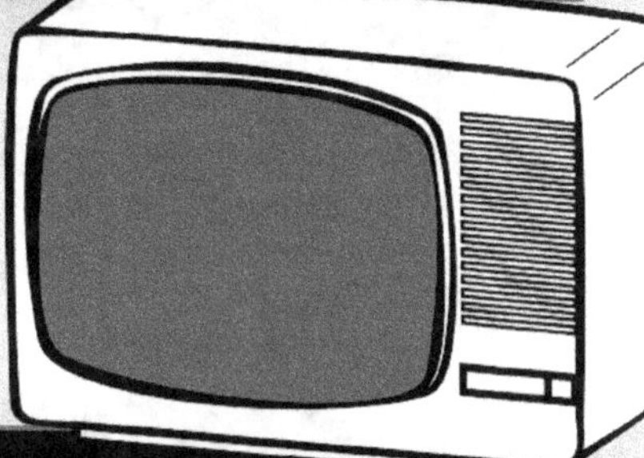

Dieses Elektrogerät wird umgangssprachlich oft auch als Flimmerkiste bezeichnet.

Weitere umgangssprachliche Bezeichnungen sind Pantoffelkino, Mattscheibe, Sesselkino, Glotzkasten usw. Wissen Sie, welche Freizeitbeschäftigung wir suchen?

Der gesuchte Begriff lautet:

„Fernsehen"

Um das gesuchte Papierspiel spielen zu können, benötigt man einen Mitspieler. Allein ist das Spielen nicht möglich.

Zum Spielen benötigt man ein Blatt Papier und mindestens einen Kugelschreiber.

Vor Spielstart wird ein Spielfeld auf das Blatt Papier gezeichnet, sodass am Ende neun Spielkästchen entstehen.

Dann setzen die Spieler abwechseln ein „X" bzw. „O" in die Spielkästchen.

Wer zuerst drei seiner Symbole in einer Reihe (senkrecht, waagerecht oder diagonal) hat, gewinnt das gesuchte Spiel.

Der gesuchte Begriff lautet:

„Tic-Tac-Toe"

Die nun gesuchte Freizeitbeschäftigung ist eine Hallensportart.

Zum Spielen benötigt man einen Ball mit einer Bohrung für die Finger.

Ebenfalls benötigt man zehn Pins, auch Kegel genannt, für das gesuchte Spiel.

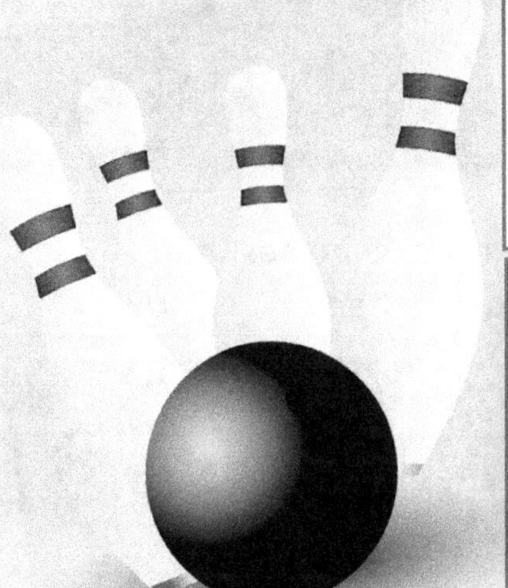

Das Ziel des gesuchten Spieles besteht darin, mit dem Ball möglichst viele Kegel umzuwerfen.

Das gesuchte Spiel entstand in den Vereinigten Staaten und ist eine neue Variante des europäischen Kegelns.

Der Anfangsbuchstabe des gesuchten Kegelspiels ist ein B wie Berta.

Der gesuchte Begriff lautet:

„Bowling"

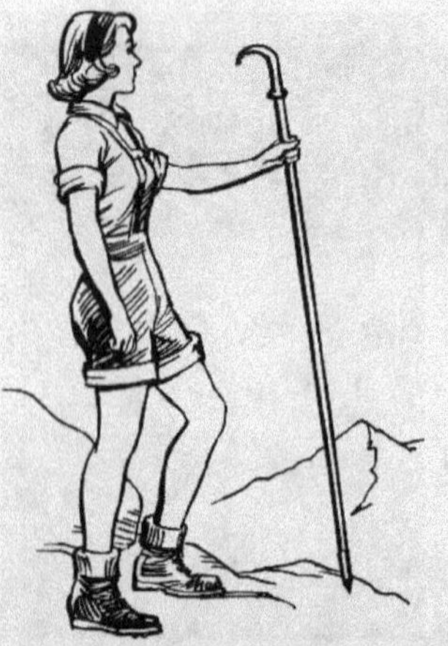

Der folgende gesuchte Begriff ist eine Freizeitbeschäftigung in der Natur.

Früher war der gesuchte Begriff eine häufige Art des Reisens.

Die gesuchte Freizeitbeschäftigung beschäftigt jeden Menschen mehrere Stunden, mindestens aber immer eine Stunde.

Der gesuchte Begriff ist eine bestimmte Form des Gehens.

Gutes Schuhwerk und Kondition sind Voraussetzung für die Umsetzung.

Viele Menschen tragen während dieser Freizeitbeschäftigung auch einen Rucksack bei sich.

Der gesuchte Begriff lautet:

„Wandern"

Der gesuchte Begriff ist eine Handlung, die jeder schon einmal in seinem Leben gemacht hat.

Die gesuchte Handlung wird jedoch nicht nur als Freizeitbeschäftigung, sondern von einigen Menschen auch professionell als Beruf ausgeübt.

Für diese Handlung benötigt man ein spezielles handliches Gerät.

Das Gerät und die gesuchte Handlung sind besonders während Ausflügen oder Urlaubs- reisen sehr beliebt.

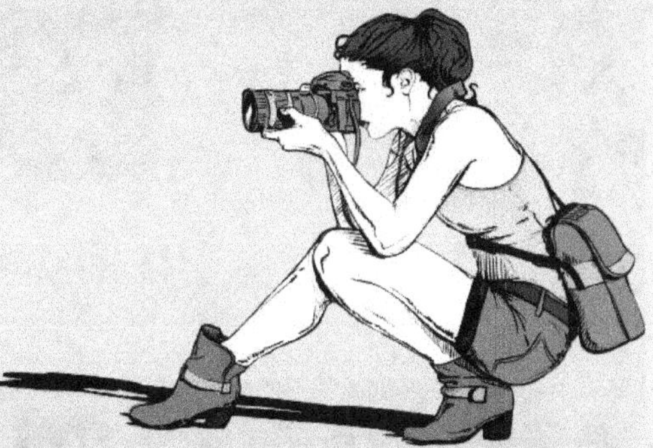

Mit diesem Gerät kann man Erinnerungen festhalten.

Durch die gesuchte Handlung erhält man Fotos.

Der gesuchte Begriff lautet:

„Fotografieren"

Um in Deutschland diese Freizeitbeschäftigung ausüben zu dürfen, benötigt man bestimmte Papiere.

Die gesuchte Freizeitbeschäftigung kann das ganze Jahr durchgeführt werden.
Auch bei Schnee und Eis.

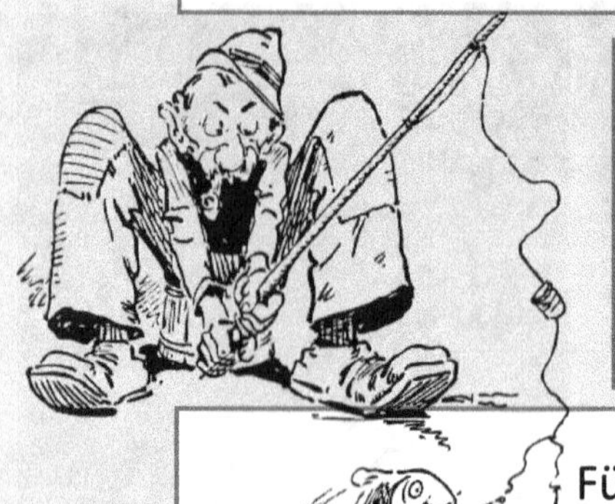

Die gesuchte Freizeitbeschäftigung war für unsere Vorfahren eine wichtige Art des Jagens.

Für diese Jagd benötigt man kein Messer und auch kein Gewehr.

Für diese Freizeitjagd benötigt man, im einfachsten Fall, nur einen Stock, eine Schnur und einen Haken.

Die Beutetiere, die man mit dieser Jagd erlegt oder fängt, leben unter Wasser.

Der gesuchte Begriff lautet:

„Angeln"

Gesucht wird der Name eines strategischen Brettspiels.

In Russland und den Niederlanden ist das gesuchte Spiel eine Profisportart.

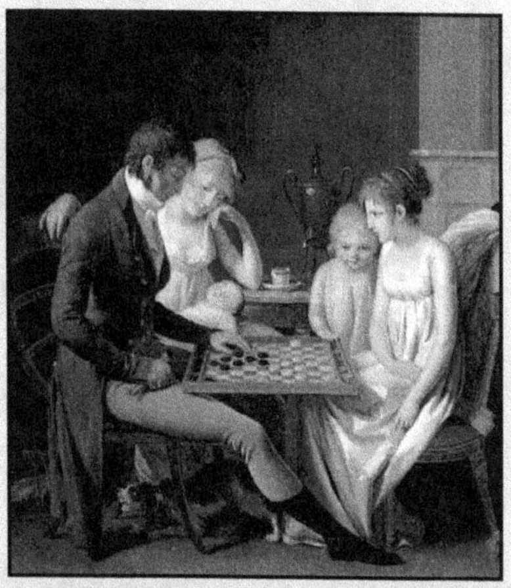

Das gesuchte Spiel wird von zwei Spielern gespielt.

Das Spielbrett des gesuchten Spieles besteht aus 8 × 8 Feldern, wovon die eine Hälfte schwarz und die andere Hälfte weiß ist.
So wie bei einem Schachbrett.

Gespielt wird nur auf den dunklen Feldern des Spielbrettes.

Die Spielfiguren sind weiße und schwarze runde, flache Spielsteine.

Der gesuchte Begriff lautet:

„Dame"

Die jetzt gesuchte Freizeitbeschäftigung dient der Gesundheit und der Entspannung.

Besonders in Finnland ist die gesuchte Freizeitbeschäftigung sehr beliebt.

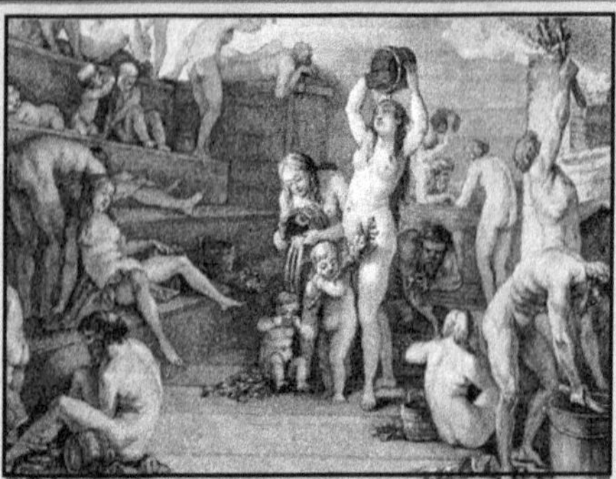

Der gesuchte Freizeitort ist ein Raum, der sehr warm ist.

Die gesuchte Freizeitbeschäftigung wird meistens ohne Kleider zelebriert.

Zwischen 80 und 105 Grad Celsius liegt die Raumtemperatur in diesem gesuchten Raum.

Der gesuchte Freizeitraum besteht meistens aus Holz. Auch sind ein Ofen sowie Sitzbänke Bestandteil des gesuchten Raumes.

Der gesuchte Begriff lautet:

„Sauna"

Der gesuchte Begriff ist ein Ort, an dem man gerne seine Freizeit verbringt, da man dort besonders gut in das Reich der Fantasie eintauchen kann.

Während des Besuches dieser Freizeitveranstaltung redet und bewegt man sich sehr selten. Meistens sitzt man die gesamte Zeit.

Ein Besuch dauert selten länger als drei Stunden.

Obligatorisch gehören zu jedem Besuch auch der Kauf einer Tüte Popcorn sowie der Kauf eines Kaltgetränks.

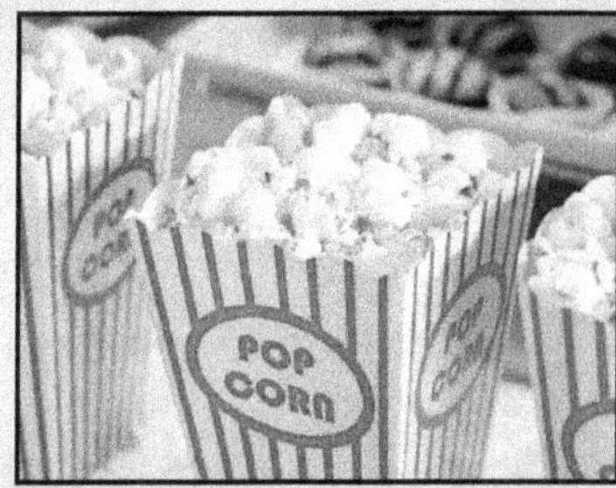

An diesem gesuchten Ort trifft man meistens bekannte Gesichter. Aber die Personen dahinter sind persönlich und real nicht anwesend.

An dem gesuchten Ort werden Spielfilme vorgeführt.

Der gesuchte Begriff lautet:

„Kino"

Der gesuchte Begriff ist ein Freizeitspaß, der im Freien stattfindet.

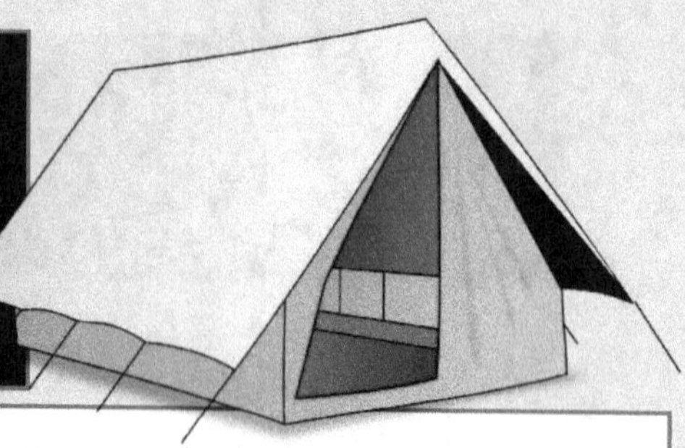

Der gesuchte Freizeitspaß dauert immer mindestens eine ganze Nacht. Manchmal auch mehrere Tage und Nächte.

Die gesuchte Freizeitbeschäftigung ist besonders bei Kindern oder auch bei reisenden Rucksacktouristen beliebt.

In den meisten Ländern Europas ist diese Freizeitbeschäftigung nur in dafür vorgesehenen Einrichtungen gestattet.

Für diesen Freizeitspaß benötigt man eine leicht aufbaubare Unterkunft.

Zusätzlich sollte man für diesen Freizeitspaß auch Kochgeschirr, eine Isomatte und einen Schlafsack dabeihaben.

Der gesuchte Begriff lautet:

„Zelten"

Die nun gesuchte Freizeitbeschäftigung ist ein
handwerklicher Bastelspaß.

Diese Freizeitbeschäftigung fördert auch die Konzent-
ration, die feinmotorischen Fähigkeiten und die Geduld
bei den kleinen und großen Bastelkünstlern.

Für diese Bastelstunde benötigt man keinen
Bastelkleber, keine Bastelschere und auch
keine Wasserfarben.

Für den gesuchten Bastelspaß benötigt man nur ein
quadratisches Stück Papier und etwas
Fingerspitzengefühl.

Der gesuchte Bastelspaß und
die dazugehörigen
Falttechniken wurden schon vor
vielen Jahrhunderten in China
erfunden.

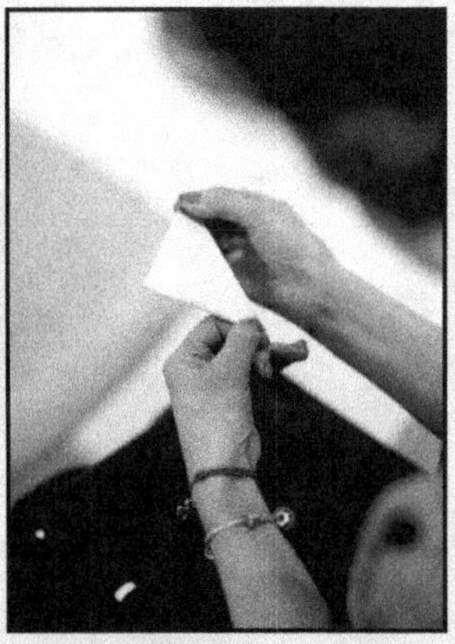

Der Anfangsbuchstabe des
gesuchten Freizeitspaßes ist ein
O wie Oscar.

Der gesuchte Begriff lautet:

„Origami"

Auch die jetzt gesuchte Freizeitbeschäftigung ist eine künstlerische Beschäftigung.

Diese künstlerische Tätigkeit hat jeder in diesem Raum schon einmal ausprobiert.

Zur künstlerischen Umsetzung benötigt man nur ein weißes Blatt Papier und einen Stift.

Die gesuchte Beschäftigung ist so ähnlich wie die Beschäftigung Malen. Jedoch ohne Farbe und ohne Pinsel.

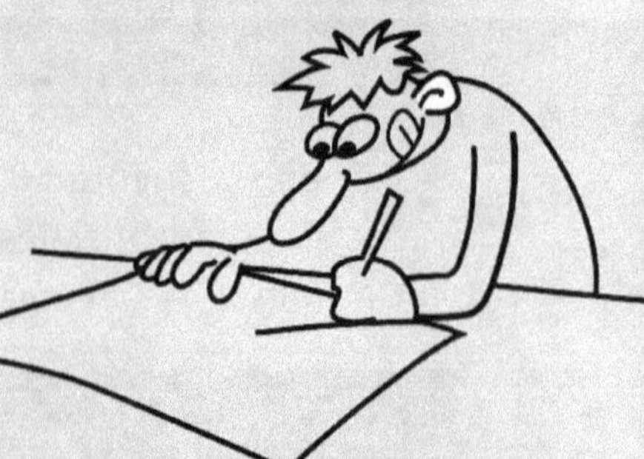

Die gesuchte künstlerische Tätigkeit ist die Erstellung eines Bildes in stark vereinfachender Weise.

Das Kunstwerk besteht nur aus Linien und Strichen. Wie nennt man diese Art von Kunst?

Der gesuchte Begriff lautet:

„Zeichnen"

Der gesuchte Begriff ist eine beliebte Freizeitbeschäftigung, aber auch ein Sport.

Diese gesuchte Freizeit- und Sportbeschäftigung ist seit prähistorischen Zeiten bekannt.

Die gesuchte Freizeit- und Sportbeschäftigung kann aber für ungeübte Personen lebensgefährlich sein.

Bevor man diese Sport- und Freizeitaktivität beginnt, sollte man die notwendige Technik erlernen und beherrschen.

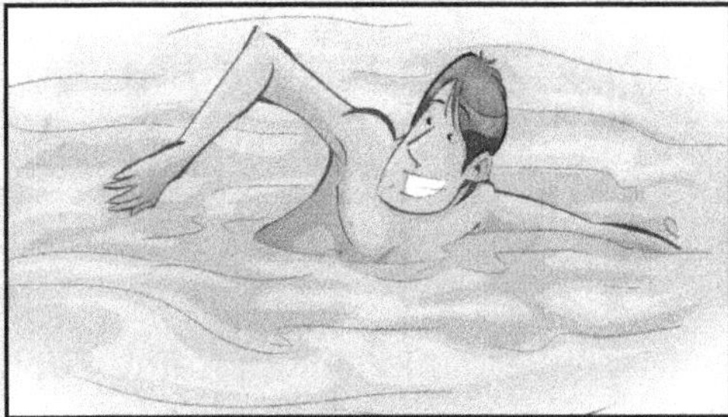

Die gesuchte Freizeitaktivität findet nicht an Land statt.

Die gesuchte Aktivität ist eine Fortbewegungsart im Wasser.

Der gesuchte Begriff lautet:

„Schwimmen"

Das jetzt gesuchte Freizeitvergnügen ist vor allen bei Sammlern sehr beliebt.

Für eine kleine Standmiete darf bei dieser Veranstaltung jeder seine gebrauchten Gegenstände verkaufen.

Die Verkaufsstände sind bei dieser Veranstaltung meistens sehr schlicht und bestehen häufig nur aus einfachen Tapeziertischen.

Es macht viel Spaß, in diesem Sammelsurium von gebrauchten Gegenständen zu stöbern und zu wühlen und dabei vielleicht das ein oder andere interessante

Alte Bücher, Briefmarken, Münzen, Schallplatten, Videokassetten, Uhren, aber auch Kleidung sind nur einige Beispiele für die Vielfalt der angebotenen Artikel auf diesem gesuchten Markt.

Der gesuchte Markt verdankt seinen Namen den spätmittelalterlichen Kleidergaben der Fürsten. Mit diesen Kleidungsstücken wurde gerne gehandelt. Dabei wechselte auch der ein oder andere Floh den Besitzer.

Der gesuchte Begriff lautet:

„Flohmarkt"

Der gesuchte Begriff ist der Name eines beliebten Mannschaftspiels.

Das Spiel wird mit zwei Mannschaften, mit je sieben Spielern, gespielt.

Die offizielle Spielzeit für alle Mannschaften mit Spielern ab 16 Jahren und älter beträgt 2 × 30 Minuten.

Bei diesem gesuchten Spiel handelt es sich um eine Ballsportart.

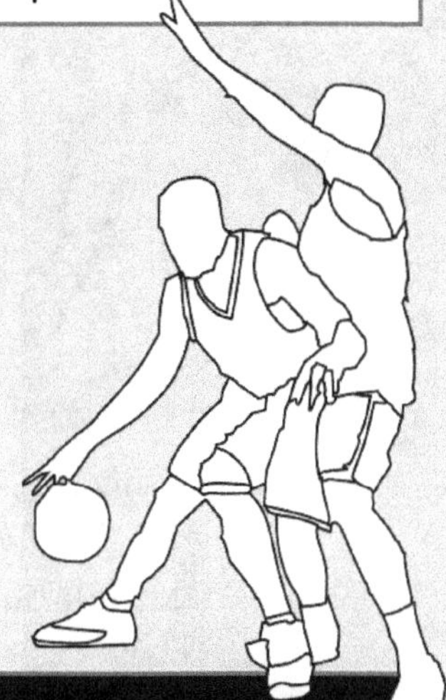

Das Ziel des Spiels besteht darin, den Ball möglichst oft in das gegnerische Tor zu werfen und dadurch Punkte zu sammeln.

Das gesuchte Spiel kann an drei Orten gespielt werden. In einer Halle, im Sand oder auf einem Rasenfeld.

Der gesuchte Begriff lautet:

„Handball"

Die gesuchte Beschäftigung ist eine beliebte Freizeitsportaktivität, die von einigen Menschen auch als Leistungssport professionell ausgeübt wird.

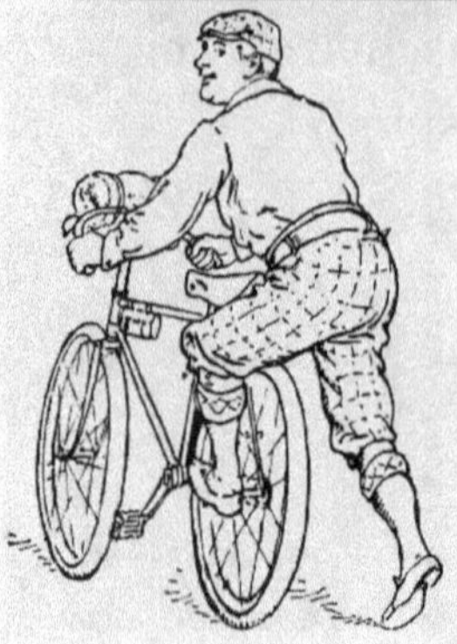

Die gesuchte Freizeitsportaktivität muss man erlernen. Ein guter Gleichgewichtssinn ist dafür vorteilhaft.

Außerdem benötigt man zusätzlich noch zwingend ein Verkehrsmittel. Also ein bestimmtes Fahrzeug.

Das Fahrzeug, das für die gesuchte Freizeitbeschäftigung benötigt wird, ist ein zweirädriges Landfahrzeug, das nur durch Muskelkraft angetrieben wird.

Der Vorgänger des benötigten Fahrzeugs war die Draisine: eine Laufmaschine, die als Alternative zum Pferdereiten erfunden wurde.

Andere umgangssprachliche Bezeichnungen für den gesuchten Begriff sind auch Radeln, Drahteselreiten oder, in der Schweiz, Velofahren.

Der gesuchte Begriff lautet:

„Radfahren"

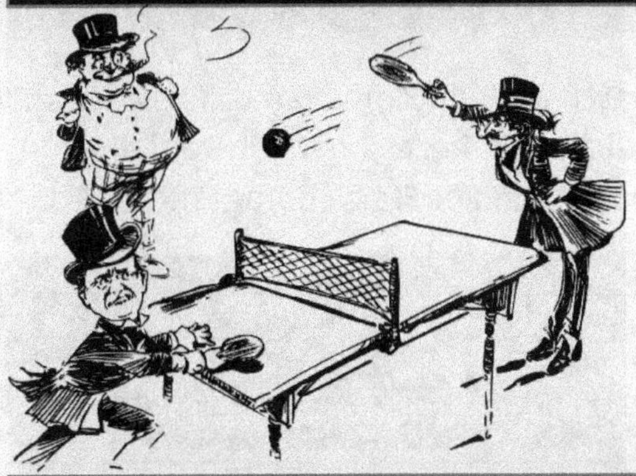

Ein gutes Ballgefühl und eine gute Technik sind für die gesuchte Ballsportart vorteilhaft.

In China ist das gesuchte Spiel sogar zum Volkssport Nr. 1 avanciert.

Zum Spiel benötigt man lediglich zwei Spieler.

Das gesuchte Spiel wurde erstmals Ende des 19. Jahrhunderts in England gespielt und hieß dort „Ping Pong".

Unentbehrlich ist auch ein Tisch mit Netzgarnitur, ein Ball und pro Spieler ein Schläger.

Der gesuchte Begriff lautet:

„Tischtennis"

Als Freizeitbeschäftigung kann man das gesuchte Wort eigentlich nicht bezeichnen, obwohl diese überwiegend in der Freizeit umgesetzt wird.

Einige Menschen haben Spaß, wenn sie die gesuchte Beschäftigung durchführen. Die meisten sehen darin aber eher ein notwendiges Übel.

Nur im Frühjahr heißt die gesuchte Beschäftigung so wie das von uns gesuchte Wort.

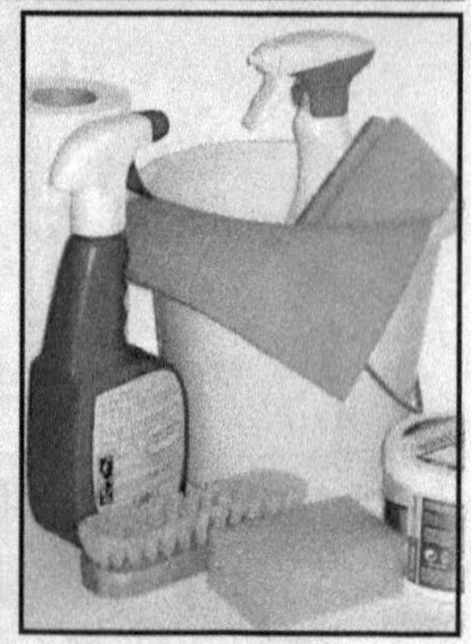

Bei dem gesuchten Begriff handelt es sich um eine besondere Haushalts- bzw. Grundreinigung.

Diese besondere Reinigung umfasst alle Arbeiten der Haushaltsreinigung. Dazu gehören nicht nur Putzen und Wischen oder Staubsaugen, sondern auch das Waschen der Gardinen, Fensterputzen, das Reinigen von Heizkörpern, Türen, Wandfliesen usw.

Der gesuchte Begriff lautet:

„Frühjahrsputz"

Sie gehört zum
großen
Betätigungsfeld der
Gartenarbeit.

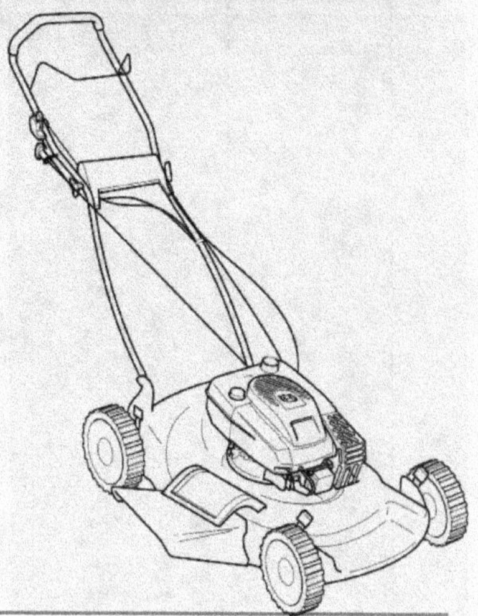

Für diese Arbeit
benötigt man ein
Hilfsmittel, genauer
gesagt eine Maschine.

Früher nutzte man für diese Arbeit ein bäuerliches
Werkzeug: eine Sense.

Der Sinn dieser Beschäftigung besteht darin, Gras
abzuschneiden bzw. zu kürzen.

Währen dieser Beschäftigung läuft man in der
Regel hinter der Schneidemaschine her.

Der gesuchte Begriff lautet:

„Rasenmähen"

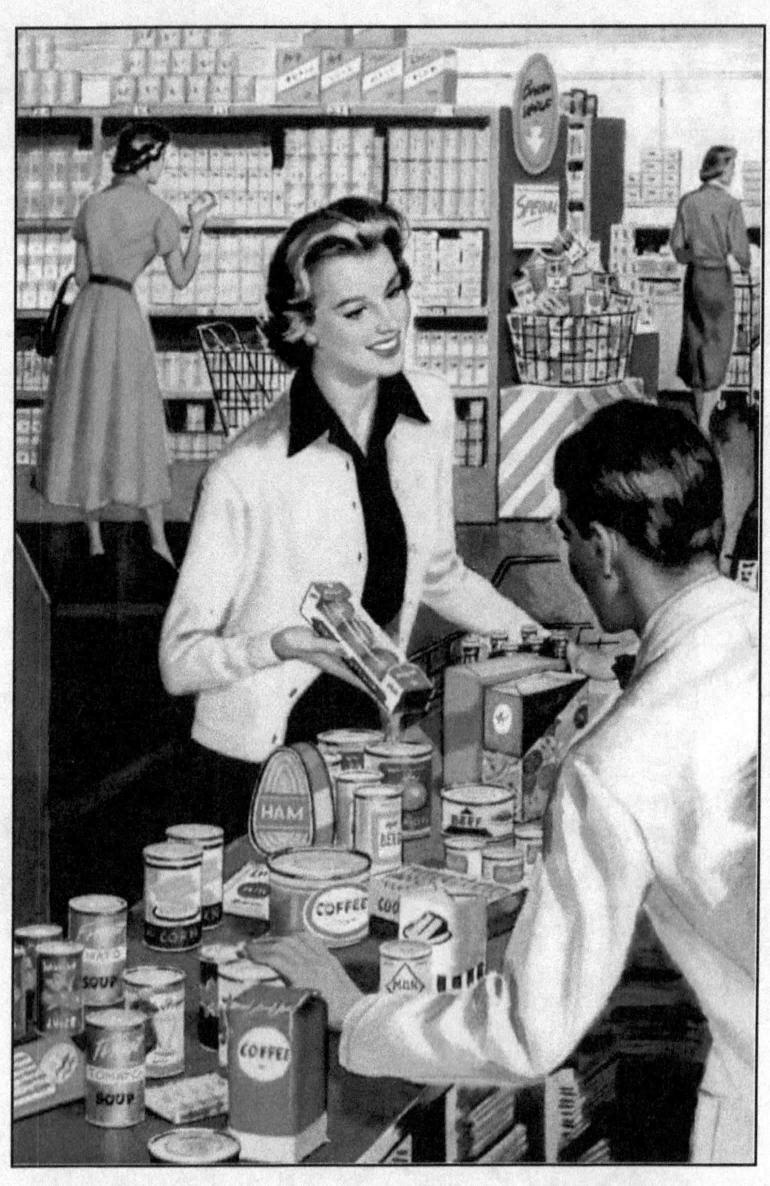

„Frau beim Einkaufen"

Kinder lieben die nun gesuchte
Freizeitbeschäftigung meistens überhaupt nicht,
genauso wie eine Vielzahl von Männern.

Der gesuchte Begriff ist die Bezeichnung einer
besonderen Art von Spaziergang, mit
einem bestimmten Ziel.

Dieser Spaziergang führt nicht durch Felder,
Wiesen und Wälder, sondern meisten
in die Innenstädte.

Während eines erfolgreichen Spaziergangs dieser
Art bekommt man viel zusätzlichen Ballast, den
man aber mit Freude trägt.

Dieser Ballast wird meistens in
Plastik- oder Stofftüten getragen.

Während dieses besonderen Spaziergangs kann es
vorkommen, dass man sich einige Male umzieht
oder auch verschiedene Schuhe ausprobiert.

Der gesuchte Begriff lautet:

„Einkaufsbummel"

Die nun gesuchte Freizeitbeschäftigung dient der Entspannung und der Festigung von Beziehungen.

Diese gemeinsame Beschäftigung wird überwiegend unter freiem Himmel, bei sehr gutem Wetter, zelebriert.

Bei dieser besonderen Freizeitaktivität steht das Wohl der Begleitperson im Vordergrund, aber auch der kulinarische Genuss.

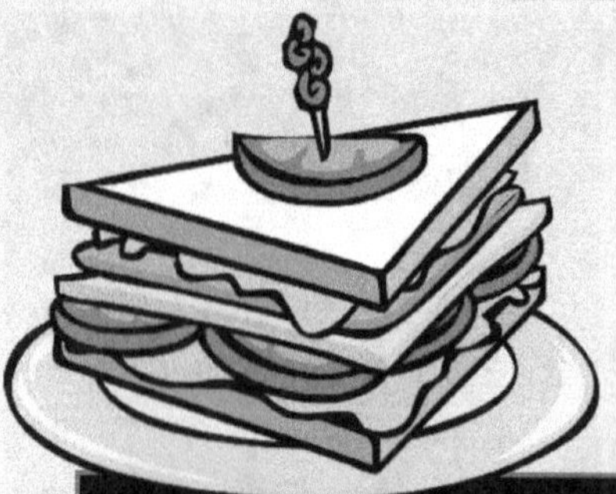

Traditionell benötigt man für diese Freizeitbeschäftigung eine Decke, als Unterlage oder Sitzgelegenheit.

Alle weiteren benötigten „Dinge" transportiert man oft klischeehaft in einem Korb.

„Dinge", die man in diesem Korb zu unserer gesuchten Freizeitbeschäftigung mitbringen kann, könnten zum Beispiel eine gute Flasche Wein oder auch Brot und Käse sein.

Der gesuchte Begriff lautet:

„Picknick"

Bei der gesuchten Freizeitbeschäftigung handelt es sich um das Bedienen eines bestimmten Musikinstruments.

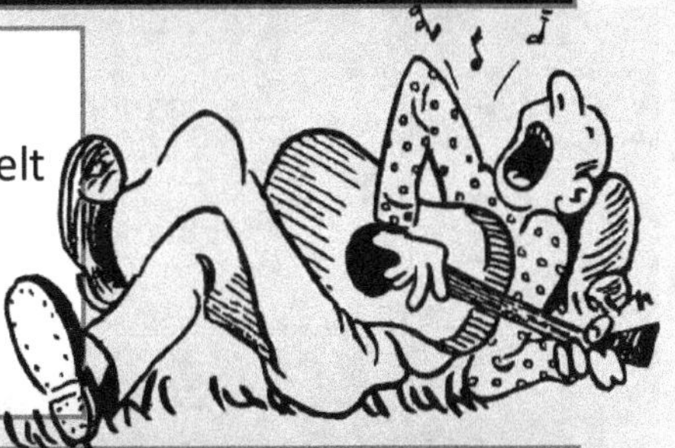

Das benötigte Musikinstrument ist ein Zupfinstrument. Zum Spielen muss man daher an den vorhandenen Saiten zupfen.

Das benötigte Musikinstrument besteht aus einem Kopf, Hals und Korpus bzw. einen Resonanzkörper.

Die gesuchte Beschäftigung stärkt das Gemeinschaftsgefühl, da alle Anwesenden, die das Musikinstrument nicht spielen können, beim Musizieren gerne mitsingen.

Der Anfangsbuchstabe des Zupfinstrumentes ist ein G wie Gustav.

Der gesuchte Begriff lautet:

„Gitarre spielen"

Der gesuchte Begriff ist der Name eines Geschicklichkeitsspiels.

Das gesuchte Spiel war bereits Mitte des 16. Jahrhunderts an zahlreichen Königshäusern Europas etabliert und Bestandteil des Gesellschaftslebens.

Das gesuchte Spiel wird auf einem speziellen Tisch sowie mit einem weißen Spielball und 15 farbigen Objektbällen gespielt.

Zum Bewegen der Bälle darf man weder die Hände noch die Füße benutzen.

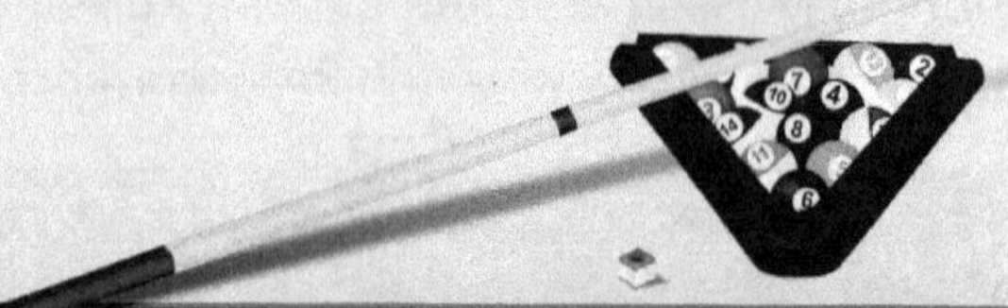

Mit einem Spielstock genannt Queue, werden die Kugeln angestoßen, wodurch sich diese bewegen.

Über 35 Varianten des gesuchten Spieles gibt es, dazu gehören zum Beispiel auch Snooker oder Carambolage.

Der gesuchte Begriff lautet:

„Billard"

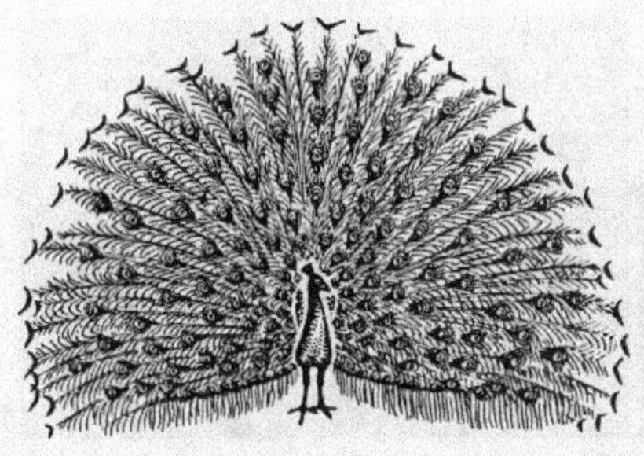

Jeder der hier Anwesenden hat mit großer Wahrscheinlichkeit den gesuchten Ort schon einmal in seinem Leben besucht.

Der Besuch dieses gesuchten Ortes ist immer etwas Besonderes und wird daher meistens mit der gesamten Familie unternommen.

Dieser Besuch ist jedoch nicht nur Freizeitspaß, sondern auch eine Art Weiterbildungsausflug.

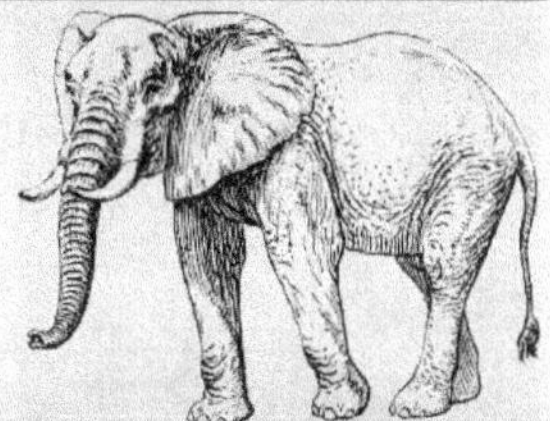

Vor allen für kleine Kinder ist dieser Ort faszinierend, da sie dort Lebewesen lebendig sehen können, die sie sonst nur aus ihren Büchern kennen.

An dem gesuchten Freizeitort kann man viele exotische Lebewesen hautnah erleben. Elefanten, Giraffen, Tiger usw.

Der gesuchte Begriff lautet:

„Zoo"

Die jetzt gesuchte Freizeitbeschäftigung ist eine sehr ruhige. Jeder Mensch genießt diese Art von Entspannung ganz allein.

Die Grundvoraussetzungen für diese gesuchte Freizeitbeschäftigung werden bereits unseren Kindern in der Grundschule beigebracht.

Durch diese Art der Freizeitbeschäftigung reist man mit seinen Gedanken in fremde Welten oder bildet sich fort.

Im 15. Jahrhundert baute Johannes Gensfleisch, genannt Gutenberg, eine besondere Maschine. Ohne diese Maschine könnten wir heute alle nicht dieser Freizeitbeschäftigung nachgehen.

Eine zwingende Voraussetzung für die Umsetzung der gesuchten Freizeitbeschäftigung ist, dass man das Lesen eines Textes beherrscht und diesen Text auch versteht.

Die gesuchte Freizeitbeschäftigung kann man im Grunde an fast jedem Ort umsetzen, wenn man ein Heft oder Buch dabeihat.

Der gesuchte Begriff lautet:

„Buch lesen"

Gesucht wird ein kultureller Ort bzw. ein kulturelles Gebäude.

Der gesuchte Begriff war schon in der Antike ein beliebter Freizeitort.

Der gesuchte Ort besteht aus jeder Menge Sitzgelegenheiten für die Besucher sowie einer Bühne.

Der gesuchte Ort dient der kulturellen Unterhaltung.

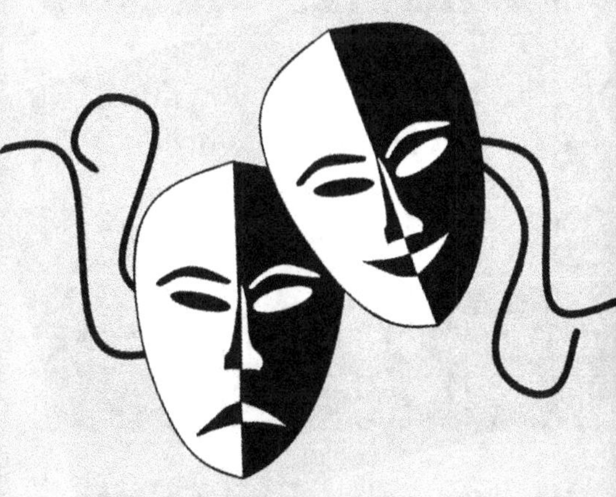

An diesem gesuchten Ort bzw. in diesem Gebäude erlebt man szenische Darstellungen von Geschichten, aber auch Opern, Operetten, Musicals oder Ballettaufführungen.

Die Hauptakteure an diesem Ort nennt man auch Schauspieler.

Der gesuchte Begriff lautet:

„Theater"

Die nun gesuchte Freizeitbeschäftigung ist eine besondere und sehr alte Kunst.

Der gesuchte Begriff steht allgemein für eine künstlerische Tätigkeit.

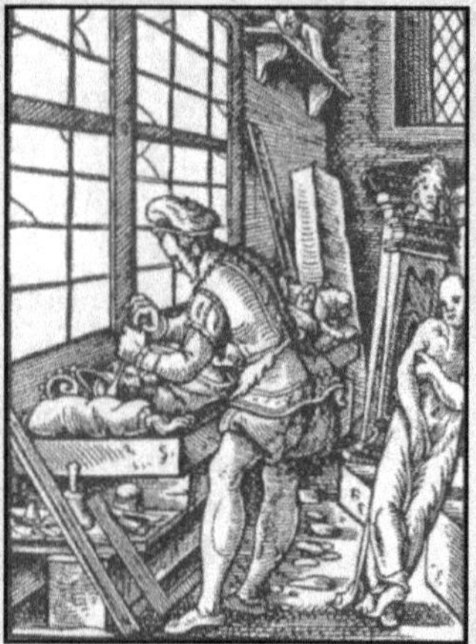

Die durch diese Kunst erschaffenen Werke finden wir häufig auch in Museen.

Mit dieser Art von Kunst werden und wurden plastische Skulpturen erschaffen.

Ursprünglich war der gesuchte Begriff ein Handwerksberuf.

Die Aufgabe dieser Handwerker bestand darin, zum Beispiel aus den Materialien Marmor, Stein, Holz oder Elfenbein ein plastisches Bild (eine Skulptur) herauszuschlagen.

Der gesuchte Begriff lautet:

„Bildhauerei"

Der letzte gesuchte Begriff wird noch einmal eine richtige Herausforderung für Sie.

Es handelt sich um den Namen einer neumodischen Ausdauersportart, die in letzter Zeit besonders in Ihrer Generation beliebt geworden ist.

Die gesuchte Freizeitsportart ist für ambitionierte Sportler ebenso geeignet wie für untrainierte Menschen.

Bei der gesuchten Sportart handelt es sich um schnelles Gehen, was durch den Einsatz von zwei Stöcken unterstützt wird.

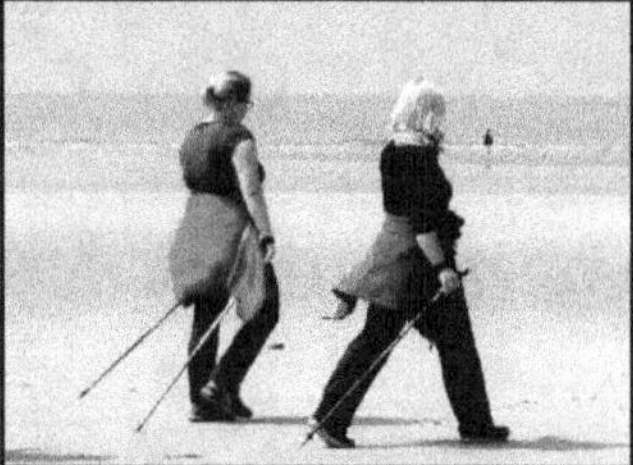

Da der gesuchte Name aus zwei englischen Worten besteht, bekommen Sie natürlich eine zusätzliche Hilfe. Das erste Wort ist das englische Wort „nordic“, was auf Deutsch „nordisch“ bedeutet.

Das zweite Wort beginnt mit einem W wie Werner und bedeutet auf Deutsch „gehen“.

Der gesuchte Begriff lautet:

„Nordic Walking“

Aktuelle Buchempfehlungen 2017-2018

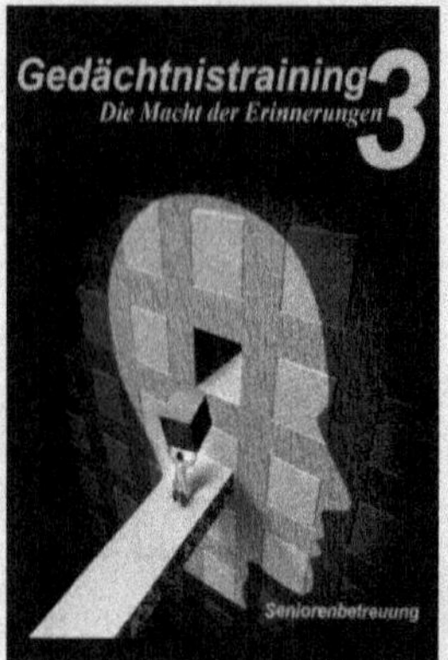

Ein einfaches Gruppenangebot zur Seniorenbeschäftigung

Gedächtnistraining 3:
Die Macht der Erinnerungen

In der dritten Ausgabe unserer Arbeitsmaterial-Broschüre finden Sie über 333 einfache Fragen und Antworten zu diversen Themen. Diese können Sie leicht, als Ergänzung, in Ihr eigenes Beschäftigungsangebot integrieren, oder auch als umfangreiches, separates Gedächtnistraining verwenden.

ISBN-13: 978-1540893369

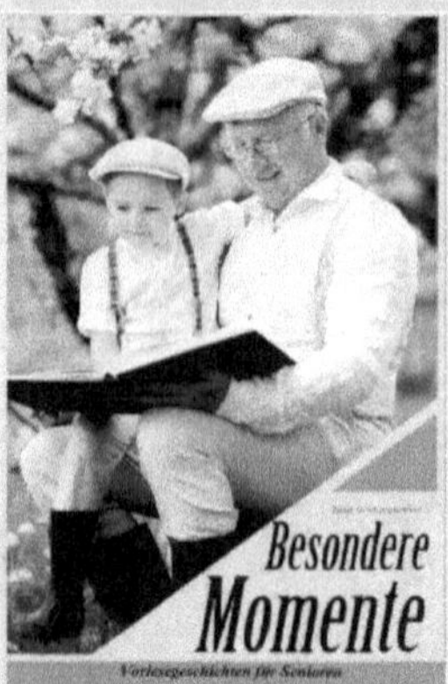

Vorlesegeschichten für Senioren

Besondere Momente

Die ersten Sonnenstrahlen des Herbstes schaffen es mit letzter Kraft über die große Eiche. Sie steht seit Jahrzehnten im Garten von Oma und Opa Griesgram und hat es inzwischen zu einer stattlichen Größe gebracht. Jeden Sonntag sitzen sie gemeinsam mit ihren Nachbarn und Freunden in ihrem kleinen Garten. Bei frisch geröstetem Kaffee und...

ISBN-13: 978-1540871688

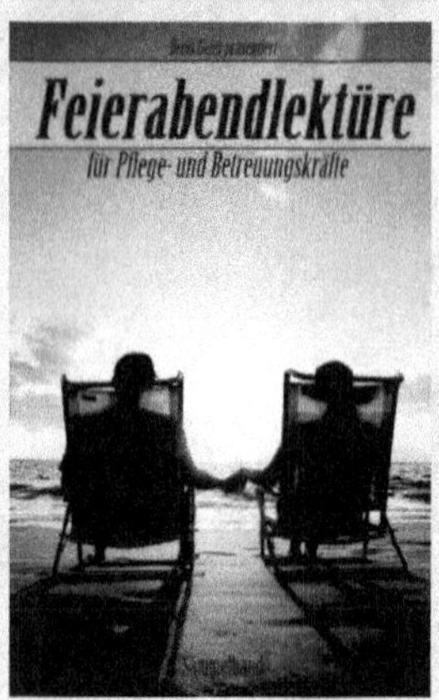

Taschenbuch mit 212 Seiten

Feierabendlektüre
für Pflege- und Betreuungskräfte

Erleben Sie faszinierende Abenteuer mit unserer Kurzgeschichten-Buchreihe „Feierabendlektüre". In dieser ersten Ausgabe erleben Sie drei spanende Kurzromane zum Thema Senioren. Viel Vergnügen nun mit den Geschichten „DETECT – Horror Heim" sowie „Flut der Liebe" und „Betreutes Wohnen"

ISBN-13: 978-1539781059

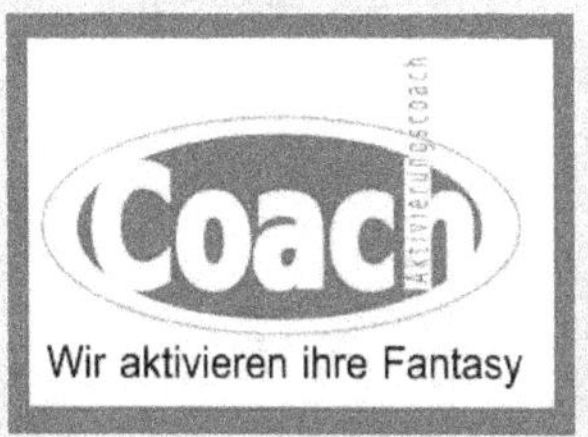

Quellenangabe:

Autor: Denis Geier, Neustadt am Rübenberge,
Korrektorat: Daniel Schneider, Wunstorf

Illustration Buchcover & Seite 1: stockshoppe © Can Stock Photo, Illustration Seite 6: ArtsyBee © pixabay.com, Foto Seite 9: obencem © Can Stock Photo, Foto Seite 11: iofoto© Can Stock Photo, Illustration Seite 12, 13, 18, 34, 41, 43, 44, 45, 46, 50, 52, 57, 64, 65 : OpenClipart-Vectors © pixabay.com, Foto Seite 14: succo © pixabay.com, Illustration Seite 15 BellaDonna © pixabay.com, Illustration Seite 16, 30, 55, 59, 62, 63 Clker-Free-Vector-Images © pixabay.com, Foto Seite 17 pcdazero © pixabay.com, Foto Seite 19 serrnovik © Can Stock Photo, *Foto Seite 21 photography33 © Can Stock Photo, , Illustration Seite 22 mohamed1982eg © pixabay.com, Foto Seite 23 ASSY © pixabay.com, Foto Seite 24 congerdesign© pixabay.com, Illustration Seite 25_3dman_eu © pixabay.com, Foto Seite 26 stevepb© pixabay.com, Foto Seite 27 TheDigitalArtist© pixabay.com, Bild Seite 28 „Der Sonntagsspaziergang" von Carl Spitzweg © Wikimedia Commons / Gemeinfrei, Foto Seite 29 woodypino © pixabay.com, Illustration Seite 31 lionpress © pixabay.com, Illustration Seite 33 lenm © Can Stock Photo, Illustration Seite 35 PaliGraficas © pixabay.com, Foto Seite 36 WerbeFabrik © pixabay.com, Foto Seite 37 Alexas_Fotos © pixabay.com, Illustration Seite 38, 60 ArtsyBee © pixabay.com, Foto Seite 39 B-G © pixabay.com, Illustration Seite 42 succo © pixabay.com, Bild Seite 47 Louis-Léopold Boilly © Wikimedia Commons / Gemeinfrei, Bild Seite 48 Jean-Baptiste Le Prince © Wikimedia Commons / Gemeinfrei, Foto Seite 49 dbreen © pixabay.com, Foto Seite 51 kaboompics © pixabay.com, Illustration Seite 53 andresantanams © pixabay.com, Illustration Seite 56 b0red © pixabay.com, Foto Seite 58 html © pixabay.com, Illustration Seite 67 Conmongt © pixabay.com, Holzschnitt Seite 68 von Jost Ammann, 1586© Wikimedia Commons / Gemeinfrei, Foto Seite 69 WolfgangBantz © pixabay.com.*

Copyright © 2017 by Denis Geier, Germany

Sehr geehrte Leserinnen und Leser,

stetig sind wir bemüht, Ihnen interessante und spannende Buchprojekte zu präsentieren. Dabei versuchen wir auch, Ihnen als freie Selfpublisher möglichst professionelle und unterhaltsame Texte anzubieten. Alle diese Texte werden mit großer Liebe und Hingabe erstellt und anschließend von einem professionellen Korrektor geprüft. Dennoch kann es vorkommen, dass sich der ein oder andere kleine Fehler trotz aller Sorgfalt eingeschlichen hat. Sollte dies der Fall sein, bitten wir, dies zu entschuldigen. Über eine kurze Info- bzw. Fehler-E-Mail würden wir uns freuen, sodass wir diesen Fehler zeitnah entfernen können.

Wir wünschen Ihnen weiter viel Vergnügen mit unseren Büchern und verbleiben mit freundlichen Grüßen

Denis Geier

mail@AktivierungsCoach.de

www.ingramcontent.com/pod-product-compliance
Lightning Source LLC
Chambersburg PA
CBHW060801260726
48660CB00002B/718

9 781979 364119